Татьяна Хмара
Алла Васильчишина
Ярослав Васильчишин

Фетальная анатомия ягодичной области

AF153194

Татьяна Хмара
Алла Васильчишина
Ярослав Васильчишин

Фетальная анатомия ягодичной области

LAP LAMBERT Academic Publishing

Impressum / **Выходные данные**

Bibliografische Information der Deutschen Nationalbibliothek: Die Deutsche Nationalbibliothek verzeichnet diese Publikation in der Deutschen Nationalbibliografie; detaillierte bibliografische Daten sind im Internet über http://dnb.d-nb.de abrufbar.

Alle in diesem Buch genannten Marken und Produktnamen unterliegen warenzeichen-, marken- oder patentrechtlichem Schutz bzw. sind Warenzeichen oder eingetragene Warenzeichen der jeweiligen Inhaber. Die Wiedergabe von Marken, Produktnamen, Gebrauchsnamen, Handelsnamen, Warenbezeichnungen u.s.w. in diesem Werk berechtigt auch ohne besondere Kennzeichnung nicht zu der Annahme, dass solche Namen im Sinne der Warenzeichen- und Markenschutzgesetzgebung als frei zu betrachten wären und daher von jedermann benutzt werden dürften.

Библиографическая информация, изданная Немецкой Национальной Библиотекой. Немецкая Национальная Библиотека включает данную публикацию в Немецкий Книжный Каталог; с подробными библиографическими данными можно ознакомиться в Интернете по адресу http://dnb.d-nb.de.

Любые названия марок и брендов, упомянутые в этой книге, принадлежат торговой марке, бренду или запатентованы и являются брендами соответствующих правообладателей. Использование названий брендов, названий товаров, торговых марок, описаний товаров, общих имён, и т.д. даже без точного упоминания в этой работе не является основанием того, что данные названия можно считать незарегистрированными под каким-либо брендом и не защищены законом о брендах и их можно использовать всем без ограничений.

Coverbild / Изображение на обложке предоставлено: www.ingimage.com

Verlag / Издатель:
LAP LAMBERT Academic Publishing
ist ein Imprint der / является торговой маркой
OmniScriptum GmbH & Co. KG
Heinrich-Böcking-Str. 6-8, 66121 Saarbrücken, Deutschland / Германия
Email / электронная почта: info@lap-publishing.com

Herstellung: siehe letzte Seite /
Напечатано: см. последнюю страницу
ISBN: 978-3-659-58601-9

Copyright / АВТОРСКОЕ ПРАВО © 2014 OmniScriptum GmbH & Co. KG
Alle Rechte vorbehalten. / Все права защищены. Saarbrücken 2014

Содержание

Предисловие

Для эмбриологии чрезвычайно важным является выяснение сущности и уточнение времени появления тех или иных превращений, которые в целом обеспечивают системогенез плода. Многочисленные аномалии, которые встречаются в клинической практике, в большей степени можно объяснить только на основании выяснения происхождения и взаимодействия органов и структур, которые в дальнейшем приобретают свойственную им форму, изучив особенности их топографии и глубоко осознав соответствующие эмбриональные явления. Однако, до сих пор не хватает фундаментальных работ, посвященных особенностям становления эмбриотопографии мышц, фасциально-клетчаточных пространств и сосудисто-нервных образований ягодичной области.

Данная монография является попыткой представить исследования авторов в отношении фетальной анатомии ягодичной области. В научной работе описана методика наиболее рациональной последовательности препарирования ягодичной области для получения стандартных результатов пригодных для сопоставления в возрастном аспекте. Предложенная и апробированная методика препарирования ягодичной области обеспечивает стандартность получения данных о топографии ее фасциально-клетчаточных пространств и сосудисто-нервных образований. Использована последовательность препарирования ягодичной области, максимально сохраняет естественность соотношений между объектами исследования. Представлены ценные сведения о вариантной анатомии наружной группы мышц таза и их иннервации; проекционно-синтопических взаимоотношениях сосудов и нервов ягодичной области у плодов человека. В монографии освещена динамика становления эмбриотопографии париетальной фасции таза и ягодичной фасции у плодов человека разных возрастных групп. Новые анатомические факты будут способствовать разработке рациональных методов дренирования гнойно-воспалительных процессов малого таза и ягодичной области.

Монография предназначена для морфологов, врачей, преподавателей высших медицинских учебных заведений и студентов.

Авторы надеются, что издание данной монографии хотя бы частично восполнит острую нехватку литературы по фетальной анатомии человека и будет содействовать дальнейшему развитию морфологических исследований, которые необходимы для решения ряда вопросов современной перинатальной медицины.

Актуальность исследований
фетальной анатомии ягодичной области

Познание закономерностей развития и становления топографии наружной группы мышц таза, а также фасциально-клетчаточных пространств ягодичной области в плодном периоде онтогенеза человека приобретает важное практическое значение в фетальной анатомии. Для выполнения лечебных и диагностических манипуляций, а также хирургических вмешательств в ягодичной области необходимы точные сведения о проекционно-синтопических взаимоотношениях верхнего и нижнего ягодичных, полового сосудисто-нервных пучков у плодов человека разных возрастных групп. Отличия между определенными группами плодов человека определяются как количественными, так и качественными особенностями морфологических структур и функциональных признаков отдельных областей тела, в частности ягодичной. Вопросы становления топографоанатомических взаимоотношений структурных элементов ягодичной области в настоящее время остаются недостаточно изученными в литературе, сложными и противоречивыми. Причина кроится во фрагментарном изучении анатомических образований ягодичной области, которые часто имеют разнородный характер, в значительном количестве вариантов топографии и кровоснабжения наружной группы мышц таза и коррелятивных взаимоотношений сосудов и нервов данной области.

В настоящее время необходимо иметь четкое представление об особенностях развития, макро- и микроскопическом строении, топографии и морфометрических параметрах мышц, костно-связочных и сосудисто-нервных структурах ягодичной области. Поэтому изучение нормативных морфометрических параметров структур ягодичной области в течение плодного периода онтогенеза человека является одним из направлений решения проблемы современной нормологии.

Кроме того, необходимость коррекции врожденных и приобретенных деформаций контуров тела разных локализаций, что возникают в результате заболеваний, травм или их последствий, увеличивается как во всем мире, так и в Украине. Как отмечает О.Д. Фофанов, А.П. Юрцева [16], одной из эффективных профилактических стратегий, направленных на снижение перинатальной и детской смертности, а также инвалидности детей, является формирование групп риска развития врожденных пороков развития, усовершенствование на их основании тактики ведения беременности и родов, а также тщательная пренатальная диагностика в случае наличия факторов риска с использованием современных пренатальных диагностических технологий.

Исследование топографоанатомических особенностей фасциально-клетчаточных пространств ягодичной области человека имеет практическое значение для выяснения механизмов и путей возможного распространения гнойно-воспалительных процессов с целью разработки рациональных доступов и методов хирургической коррекции к мышцам тазового пояса и сосудисто-нервным образованиям. Сведения об анатомии фасциально-клетчаточных образований таза в течение плодного периода онтогенеза человека несистематизированные. В источниках литературы встречаются разрозненные данные о топографии костно-связочных структур ягодичной области [24, 27], половом (срамном) канале Алькока (Олкока) [21, 23, 26, 28] и формировании седалищно-анальной ямки у плодов человека [8, 9].

Учитывая теоретическую и практическую важность объективных фетальных анатомических данных о становлении топографоанатомических особенностей ягодичной области для перинатальной медицины, считаем актуальным и приоритетным проведение данного исследования.

Особенности анатомического препарирования мышц, фасциально-клетчаточных пространств и сосудисто-нервных образований ягодичной области у плодов человека

Изучение закономерностей становления строения, топографии, кровоснабжения и иннервации мышц плода имеет важное значение для толкования истинного направления процессов морфогенеза, механизмов возникновения анатомических вариантов и врожденных пороков развития [11]. Исследование особенностей строения фасций и клетчаточных пространств отдельных областей тела человека, в частности ягодичной, имеет практическое значение для выяснения механизмов и путей возможного распространения гнойно-воспалительных процессов с целью разработки рациональных доступов и методов хирургической коррекции к мышцам тазового пояса и сосудисто-нервным образованиям, которые проходят через над- и подгрушевидные отверстия [3, 5]. Сведения о топографоанатомических особенностях фасциальных влагалищ кровеносных сосудов и нервов необходимы для разработки новых способов их фасциальной пластики, а данные относительно клетчаточных пространств важны для проведения обходных шунтов.

Изучение анатомических особенностей мышц, фасций, сосудисто-нервных пучков и их вариантов топографии с позиции макроскопического взгляда в современной клинической анатомии является актуальным и перспективным, поскольку микро- и ультрамикроскопическая анатомия не дает исчерпывающего ответа и полностью не раскрывает многогранность анатомической изменчивости [1, 13]. В литературе встречаются только фрагментарные данные об анатомических особенностях мышц, фасций и клетчаточных пространств таза и нижней конечности [5, 18, 19]. Для получения данных пригодных для сопоставления в возрастном аспекте необходимо разработать и апробировать стандартную последовательность действий по препарированию ягодичной области.

Целью исследования было определение методики наиболее рациональной последовательности препарирования ягодичной области с целью получения стандартных результатов пригодных для сопоставления в возрастном аспекте.

Исследование проведено на 26 плодах человека 5-10 месяцев (136,0-375,0 мм теменно-копчиковой длины (ТКД)). Материал фиксировали в 7% растворе формалина в течение двух недель, после чего методом тонкого препарирования под контролем бинокулярной лупы изучали топографоанатомические особенности мышц, фасциально-клетчаточных пространств, сосудов и нервов ягодичной области у плодов различных возрастных групп.

В результате проведенного исследования установлено, что ягодичная фасция, которая является продолжением пояснично-грудной фасции, покрывает снаружи большую и частично среднюю ягодичные мышцы. Ягодичная фасция начинается от дорсальной поверхности крестцовой кости и подвздошного гребня. Ягодичную фасцию над большой ягодичной мышцей следует рассекать параллельно верхнему краю мышцы, отступя от него на 1,5-2,5 см, и препарировать в краниальном направлении к месту, где она несколько уплотняется и переходит на среднюю ягодичную мышцу. Поскольку от ягодичной фасции отходят вглубь многочисленные фиброзные перегородки, которые проходят между мышечными пучками, то при удалении ягодичной фасции их следует отсекать. После обнажения верхнего края большой ягодичной мышцы, его следует оттянуть книзу и медиально. Следует отметить, что ягодичная фасция расщепляется на листки, при этом ее глубокий листок отделяет большую ягодичную мышцу от средней ягодичной мышцы и напрягателя широкой фасции. В области нижнего края большой ягодичной мышцы, ягодичная фасция расщепляется и образует фасциальный футляр для данной мышцы. Ягодичная фасция снизу и сбоку переходит в широкую фасцию. Для того, чтобы выяснить отношение глубокого клетчаточного пространства ягодичной области к подапоневротическому пространству задней поверхности бедра, широкую фасцию рассекают в дистальном направлении ниже ягодичной складки и вводят под нее в краниальном направлении тонкий катетер. Оттянув при этом обнаженный нижний край большой ягодичной мышцы кверху, убеждаются, что выше ягодичной складки катетер проходит под глубокий листок ягодичной фасции.

Ягодичную фасцию передневерхней области рассекают в каудальном направлении от наивысшей точки подвздошного гребня, которая расположена на расстоянии 2,5±0,7 см кзади от верхней передней подвздошной ости, до края большой ягодичной мышцы. Оттянув края разреза, можно проникнуть под ягодичную фасцию катетером и увидеть место прикрепления ее сверху к подвздошному гребню. Таким образом, ягодичная фасция образует для средней ягодичной мышцы костно-фиброзное ложе, замкнутое кверху, но сообщающееся кпереди с подфасциальным пространством передней поверхности бедра, а сзади – с надгрушевидным отверстием. Следует отметить, что к концу плодного периода человека толщина и плотность ягодичной фасции увеличивается.

После снятия собственной фасции с большой ягодичной мышцы (ягодичной фасции) становятся видны ее мышечные пучки, идущие параллельно сверху вниз и латерально. Направление мышечных пучков обуславливает форму большой ягодичной мышцы – широкой четырехугольной пластинки. В конце плодного периода мышечные пучки направляются более косо к месту прикрепления – ягодичной бугристости бедренной кости. Часть мышечных пучков проходит поверх большого вертела бедренной кости и вплетается в подвздошно-большеберцовый тракт широкой фасции. Большую ягодичную мышцу пересекают через всю ее толщу от верхнего до нижнего края, несколько латеральнее середины мышцы. После этого края разреза раздвигают, и обнажается глубокий листок ягодичной фасции, через который просвечивается жировая клетчатка. Этот листок также пересекают. Вследствие этого образованные латеральный и медиальный мышечные лоскуты отделяют дальше от подлежащего жирового слоя вместе с глубокой фасцией. Под латеральным лоскутом, под сухожилием большой ягодичной мышцы и большим вертелом бедренной кости, находится вертельная сумка большой ягодичной мышцы. После отведения лоскутов большой ягодичной мышцы обнажается глубокое клетчаточное пространство, расположенное между данной мышцей и средним слоем мышц ягодичной области: средней ягодичной, грушевидной, внутренней запирательной, близнецовыми мышцами и квадратной мышцей бедра. Незначительный слой рыхлой жировой клетчатки покрывает эти мышцы. Можно предположить, что гнойно-воспалительные процессы с этого клетчаточного пространства могут распространяться в подфасциальное пространство задней поверхности бедра и несколько кпереди под напрягатель широкой фасции. После этого осторожно удаляют соединительнотканный жировой слой, соблюдая при этом осторожность, чтобы не повредить ветви сосудов и нервов, которые направляются к большой ягодичной мышце. После удаления клетчатки через оставшуюся тонкую соединительную ткань просвечиваются мышцы среднего слоя ягодичной области, сосуды и нервы. Средний слой включает вышеупомянутую группу мышц, которые радиально направляются к области большого вертела бедренной кости. С мышц среднего слоя ягодичной области краниальное положение занимает треугольной формы средняя ягодичная мышца, далее книзу последовательно расположены: грушевидная, верхняя близнецовая, наружная часть внутренней запирательной, нижняя близнецовая мышцы и квадратная мышца бедра. Необходимо почеркнуть, что вследствие тесного соприкосновения мышц среднего слоя ягодичной области, границы между отдельными мышцами не всегда четко видны. Учитывая, что основным ориентиром для анатомического изучения мышц среднего слоя ягодичной области является грушевидная мышца, ее препарируют в первую очередь. У большинства исследованных плодов обнаружена треугольная форма брюшка грушевидной мышцы и центральное его положение. У 4 плодов (215,0 мм ТКД, 270,0 мм ТКД, 315,0 мм ТКД и 340,0 мм ТКД) наблюдается конусообразная форма грушевидной мышцы. С полости малого таза грушевидная мышца выходит через большое седалищное отверстие. Ориентиром нижнего края грушевидной мышцы является место выхода ствола седалищного нерва. Последний представляет собой широкий белый тяж, прикрытый небольшим слоем клетчатки, который направляется сверху вниз. Препарируя седалищный нерв в краниальном направлении, доходят до поперечно расположенного, в виде щели, подгрушевидного отверстия, из которого выходит этот нерв. Верхний край этого отверстия, образованный грушевидной мышцей, отделяют на всем его протяжении. Нижний край подгрушевидного отверстия ограничен с латеральной стороны седалищной остью и идущей от ости в медиальную сторону – крестцово-остистой связкой, а с медиальной стороны – спускающейся сверху вниз крестцово-бугорной связкой.

Далее препарируют сосуды и нервы, которые выходят через подгрушевидное отверстие. Латеральное положение в подгрушевидном отверстии занимает седалищный нерв, расположенный в своем фасциальном влагалище. После выхода из подгрушевидного отверстия седалищный нерв пересекает нижний край большой седалищной вырезки и ложится на верхнюю близнецовую мышцу. Далее книзу седалищный нерв пересекает внутреннюю запирательную и нижнюю близнецовую мышцы, а еще ниже – квадратную мышцу бедра. На уровне нижнего края большой ягодичной мышцы седалищный нерв расположен поверхностно, его прикрывает только кожа и широкая фасция.

У плода 290,0 мм ТКД наблюдается высокое разветвление ствола правого седалищного нерва на большеберцовый и общий малоберцовый нервы, а именно на 6,0 мм ниже подгрушевидного отверстия (рис. 1). У плода 320,0 мм ТКД также обнаружено высокое деление правого седалищного нерва на большеберцовый и общий малоберцовый нервы, при этом большеберцовый нерв выходит из подгрушевидного отверстия, а общий малоберцовый нерв – выше, через брюшко грушевидной мышцы (рис. 2).

Нижний ягодичный нерв располагается на поверхности седалищного нерва. Нижний ягодичный нерв препарируют в направлении к глубокой поверхности медиального лоскута большой ягодичной мышцы, которую он иннервирует (рис. 3). Нижние ягодичные артерия и вена расположены медиальнее седалищного нерва в направлении к глубокой поверхностибольшой ягодичной мышцы. Нижние ягодичные сосуды обнаруживаются в толще глубокого фасциального листка большой ягодичной мышцы. Короткий ствол нижней ягодичной артерии после выхода из подгрушевидного отверстия

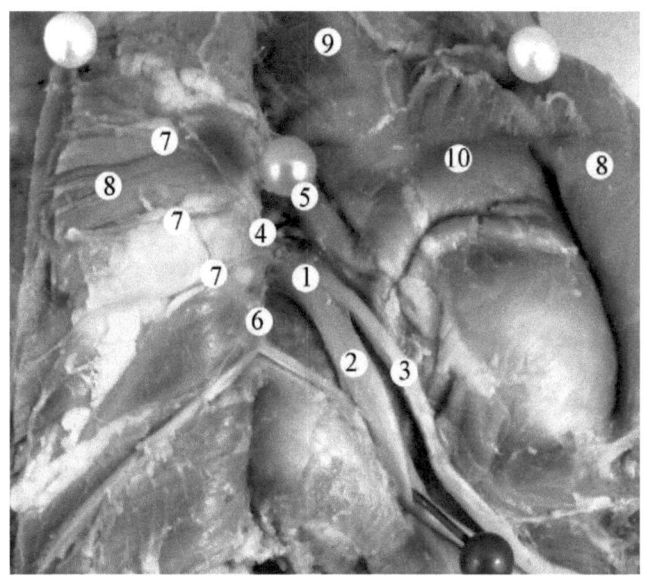

Рис. 1. Правая ягодичная область плода 290,0 мм ТКД. Макропрепарат. Ув. 2,2^x:

1 – седалищный нерв; 2 – большеберцовый нерв; 3 – общий малоберцовый нерв; 4 – подгрушевидное отверстие; 5 – грушевидная мышца; 6 – нижний ягодичный нерв; 7 – нижние ягодичные сосуды; 8 – большая ягодичная мышца; 9 – средняя ягодичная мышца; 10 – малая ягодичная мышца.

отдает мышечные ветви. Нижняя ягодичная артерия отдает артерию, сопровождающую седалищный нерв. Медиальнее нижней ягодичной артерии располагается задний кожный нерв бедра, который выделяют до нижнего края большой ягодичной мышцы. Половой сосудисто-нервный пучок (внутренние половые артерия и вена, половой нерв) занимают медиальное положение в подгрушевидном отверстии. Для определения полового сосудисто-нервного пучка необходимо оттянуть медиальный лоскут большой ягодичной мышцы ипод ним крестцово-бугорную связку. Последняя направляется от крестцовой кости косо вниз и латерально к седалищному бугру. Если оттянуть край крестцово-бугорной связки обнаруживается крестцово-остистая связка. В

11

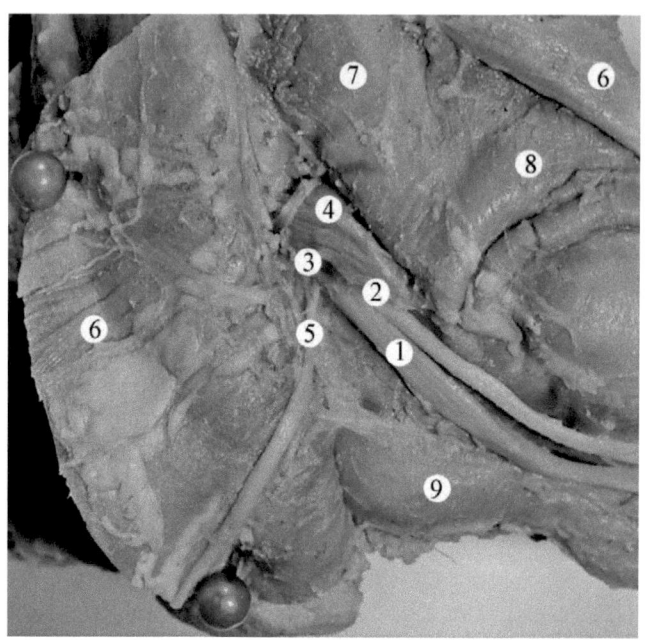

Рис. 2. Правая ягодичная область плода 320,0 мм ТКД. Макропрепарат. Ув. 2,4ˣ:

1 – большеберцовый нерв; 2 – общий малоберцовый нерв; 3 – подгрушевидное отверстие; 4 – грушевидная мышца; 5 – нижний ягодичный нерв; 6 – большая ягодичная мышца; 7 – средняя ягодичная мышца; 8 – малая ягодичная мышца; 9 – квадратная мышца бедра.

желобе между этими связками препарируют внутренние половые сосуды (латеральное положение) и половой нерв (медиальное положение). Половой сосудисто-нервный пучок можно проследить до проникновения в малое седалищное отверстие, которое ограничено крестцово-бугорной и крестцово-остистой связками и малой седалищной вырезкой. В малое седалищное отверстие можно проникнуть в области нижнего края крестцово-остистой связки, при этом четко определяются его верхний и нижний края. Латеральный край малого седалищного отверстия представлен малой седалищной вырезкой, которая прикрыта внутренней запирательной и нижней близнецовой мышцами.

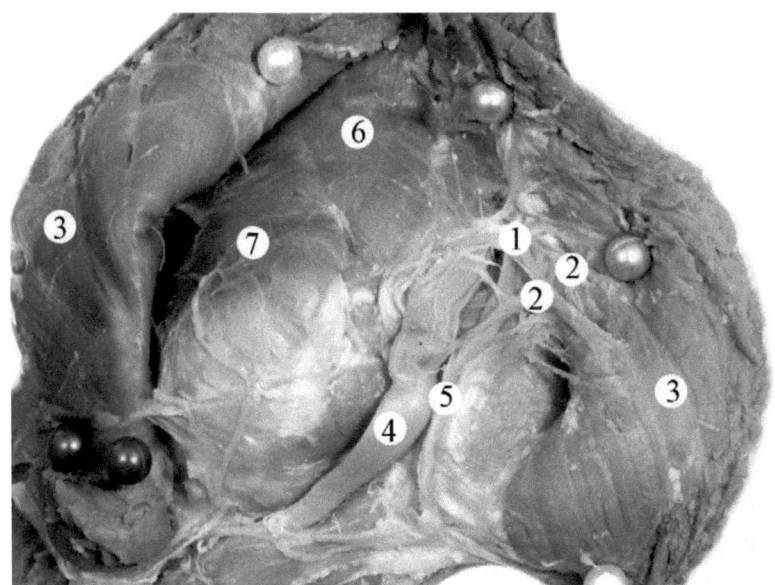

Рис. 3. Левая ягодичная область плода 270,0 мм ТКД. Макропрепарат. Ув. 1,8ˣ:

1 – нижний ягодичный сосудисто-нервный пучок; 2 – ветви нижнего ягодичного нерва; 3 – большая ягодичная мышца; 4 – седалищный нерв; 5 – задний кожный нерв бедра; 6 – средняя ягодичная мышца; 7 – малая ягодичная мышца.

Далее переходят к изучению промежутка между квадратной мышцей бедра и глубже расположенной наружной запирательной мышцей. Для этого над квадратной мышцей бедра рассекают ее фасцию параллельно ходу мышечных волокон. После выделения верхнего края квадратной мышцы бедра, оттягивают ее книзу и в глубине находят брюшко наружной запирательной мышцы. Последняя имеет вид треугольной пластинки, мышечные пучки которой направляются латерально и кверху. Позади шейки бедренной кости мышечные пучки наружной запирательной мышцы переходят в тонкое сухожилие, которое прикрепляется к вертельной ямке большого вертела бедренной кости, рядом с сухожилием внутренней запирательной мышцы. Под нижним краем наружной запирательной мышцы можно проникнуть в глубокий слой мышц медиальной группы бедра, в частности под гребенчатую мышцу и начальную часть длинной приводящей мышцы. Этот факт имеет важное практическое значение, поскольку через этот путь в ягодичную область может распространиться гнойный процесс из переднего отдела тазобедренного сустава.

Верхний ягодичный сосудисто-нервный пучок, который проходит через надгрушевидное отверстие, определяют по ветвям верхней ягодичной артерии, которые расположены на глубокой поверхности отвернутого медиального лоскута большой ягодичной мышцы, – в частности поверхностной ветви верхней ягодичной артерии. Для нахождения основного ствола верхней ягодичной артерии и края надгрушевидного отверстия, необходимо рассечь закрывающую его фасциальную пластинку. Для этого отделяют нижний край средней ягодичной мышцы и оттягивают его кверху; тогда видна эта фасциальная пластинка, которая соединяет верхние ягодичные сосуды и нерв с верхним краем большой седалищной вырезки и с грушевидной мышцей. Верхняя ягодичная артерия расположена у медиального края надгрушевидного отверстия. Она окружена венозным сплетением, которое необходимо при возможности раздвинуть, или даже рассечь. После этого обнажается короткий ствол артерии, тесно прилегающий к большой седалищной вырезке. У большинства исследованных плодов в надгрушевидном отверстии верхняя ягодичная артерия делится на две ветви: поверхностную, которая отпрепарирована раньше и глубокую, которая направляется под среднюю ягодичную мышцу. Отодвигая нижний край средней ягодичной мышцы, можно увидеть расположенную впереди от нее, треугольной формы, малую ягодичную мышцу. Следует отметить, что плоское сухожилие малой ягодичной мышцы прикрепляется к большому вертелу бедренной кости, а часть пучков мышцы вплетается в капсулу тазобедренного сустава. Глубокая ветвь верхней ягодичной артерии проходит между средней и малой ягодичными мышцами, и на поверхности последней разветвляется на верхнюю и нижнюю ветви. Несколько латеральнее от верхней ягодичной артерии находится верхний ягодичный нерв, ветви которого

14

препарируют в промежутке между средней и малой ягодичными мышцами, которые он иннервирует (рис. 4).

Верхний ягодичный нерв отдает ветвь напрягателю широкой фасции бедра. Для выяснения отношения мышц ягодичной области к суставной капсуле тазобедренного сустава необходимо раздвинуть межмышечные промежутки в верхнем и нижнем отделах данной области. В краниальном направлении, проникают в промежуток между средней ягодичной и грушевидной мышцами, и становится заметным край вертлужной впадины и верхнее прикрепление суставной капсулы тазобедренного сустава. Указанный промежуток также

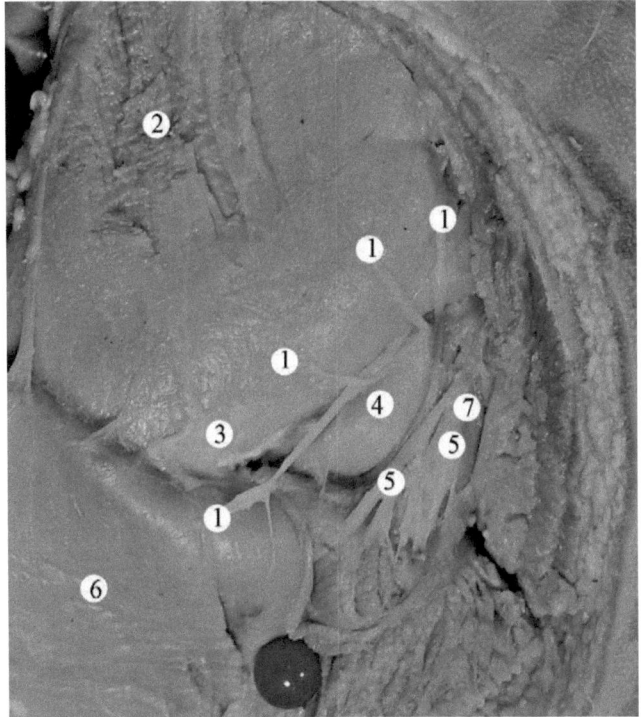

Рис. 4. Левая ягодичная область плода 250,0 мм ТКД. Макропрепарат. Ув. 2,3^x:

1 – ветви верхнего ягодичного нерва; 2 – средняя ягодичная мышца; 3 – малая ягодичная мышца; 4 – грушевидная мышца; 5 – ветви нижнего ягодичного нерва; 6 – большая ягодичная мышца; 7 – седалищный нерв.

служит для оперативного доступа к тазобедренному суставу. Задний и нижний отделы суставной капсулы демонстрируют, отодвинув расположенные на ней мышцы: внутреннюю запирательную и близнецовые – на задней поверхности, а наружную запирательную мышцу – на нижней поверхности капсулы тазобедренного сустава.

Таким образом, предложенная и апробированная методика препарирования ягодичной области обеспечивает стандартность получения данных о топографии ее фасциально-клетчаточных пространств и сосудисто-нервных образований. Использована последовательность препарирования ягодичной области максимально сохраняет естественность соотношений между объектами исследования.

Результаты проведенного исследования свидетельствуют о необходимости более углубленного изучения вариантной анатомии мышц среднего слоя ягодичной области, верхнего и нижнего ягодичных, и полового сосудисто-нервных пучков, и особенностей их топографоанатомических взаимоотношений у новорожденных человека.

Эмбриотопографические особенности ягодичной фасции у плодов человека

Изучение топографоанатомических особенностей мышц и фасциально-клетчаточных пространств ягодичной области в перинатальной анатомии является актуальным и оригинальным. В современной анатомии наиболее распространен термин миофасциальный болевой синдром. С учетом различной биологической роли мышц, фасций и связок выделяют болевые синдромы с преимущественным вовлечением каждого с элементов опорно-двигательной системы [4]. Исследование структурно-функциональных и возрастных особенностей строения фасций и клетчаточных пространств ягодичной области человека имеет практическое значение для выяснения механизмов и путей возможного распространения гнойно-воспалительных процессов: абсцессов, флегмон ягодичной области и синовиальных сумок, в частности вертельной сумки большой ягодичной мышцы. В ягодичную область могут проникать параметральные и паравезикальные гнойники, а также возможен переход гнойно-воспалительных процессов с области тазобедренного сустава [17].

Целью работы было изучение особенностей становления топографии ягодичной фасции у плодов человека 7-10 месяцев.

Исследование проведено на 37 плодах человека 231,0-375,0 мм ТКД. Материал фиксировали в 7% растворе формалина в течение двух недель, после чего методом тонкого препарирования изучали топографоанатомические особенности мышц, фасциально-клетчаточных пространств, сосудов и нервов ягодичной области у плодов 7-10 месяцев.

В результате исследования установлено, что у плодов человека поверхностная фасция, которая является продолжением поверхностной фасции тела, слабо развита. Фасциальный отрог, который крепится к подвздошному гребню, разделяет подкожную жировую клетчатку верхней части ягодичной области на два слоя: поверхностный и глубокий. Одновременно этот фасциальный отрог разделяет подкожную клетчатку поясничной и ягодичной областей (рис. 5). Следует отметить, что поверхностный и глубокий слои подкожной жировой клетчатки ягодичной области развиты индивидуально и наиболее выражены у плодов 315,0-375,0 мм ТКД. Наибольшая толщина подкожной жировой клетчатки наблюдается в верхней трети ягодичной области и колеблется от 1,0 до 2,0 мм. Однако, в единичных случаях (плоды 250,0, 265,0, 280,0 i 305,0 мм ТКД) толщина подкожной жировой клетчатки ягодичной области достигает 2,5-4,0 мм (рис. 6). В крестцовой области подкожная жировая клетчатка слабо развита или вообще отсутствует (рис. 7).

Ягодичная фасция начинается от задней поверхности крестцовой кости и подвздошного гребня, и покрывает снаружи большую ягодичную и частично среднюю ягодичную мышцы. У большинства (28) исследованных плодов в

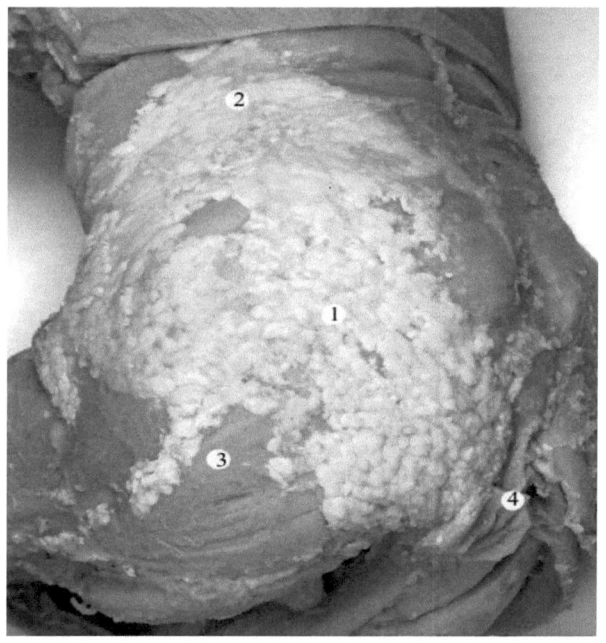

Рис. 5. Левая ягодичная область плода 280,0 мм ТКД (заднелатеральная сторона). Макропрепарат. Ув. 2,0^x:

1 – подкожная жировая клетчатка ягодичной области; 2 – подкожная жировая клетчатка поясничной области; 3 – большая ягодичная мышца; 4 – анальное отверстие.

18

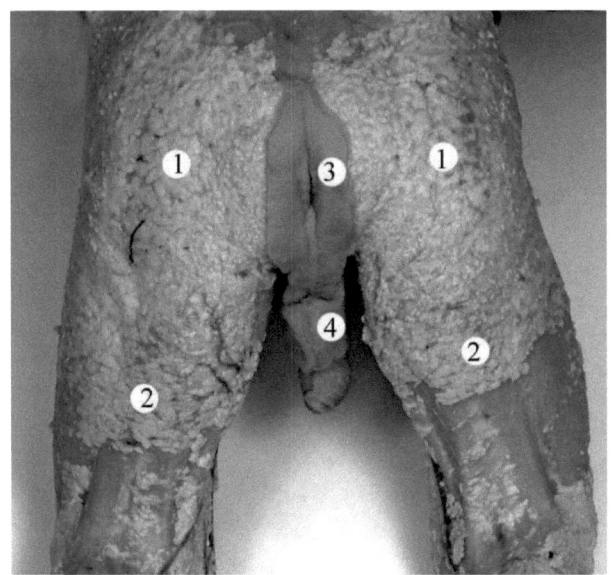

Рис. 6. Ягодичные области плода 250,0 мм ТКД. Вид сзади. Макропрепарат. Ув. 1,8ˣ:

1 – подкожная жировая клетчатка ягодичной области; 2 – подкожная жировая клетчатка задней области бедра; 3 – анальное отверстие; 4 – мошонка.

латеральной (верхнепередней) части ягодичной области над средней ягодичной мышцей определяется уплотнение ягодичной фасции. Необходимо отметить, что ягодичная фасция расщепляется на листки, при этом ее глубокий листок отделяет большую ягодичную мышцу от средней ягодичной мышцы и напрягателя широкой фасции, и переходит на большой вертел бедренной кости (рис. 8).

Листки ягодичной фасции имеют вид прозрачных и рыхлых пластинок, за исключением незначительной области ее среднего листка, который прикрывает большое седалищное отверстие. Средний листок ягодичной фасции прикрывает также надгрушевидное отверстие и отделяет ягодичную область от полости малого таза. В области верхнего края большой ягодичной мышцы, ягодичная фасция расщепляется на листки, при этом ее поверхностный и средний листки образуют фасциальный футляр для выше указанной мышцы.

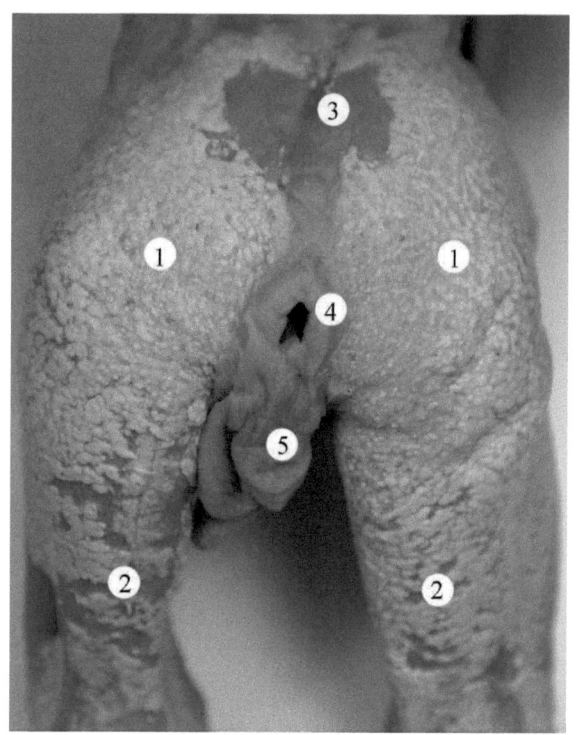

Рис. 7. Ягодичные области плода 265,0 мм ТКД. Вид сзади. Макропрепарат. Ув. 2,0ˣ:

1 – подкожная жировая клетчатка ягодичной области; 2 – подкожная жировая клетчатка задней области бедра; 3 – крестцовая область; 4 – анальное отверстие; 5 – мошонка.

От ягодичной фасции в глубину большой ягодичной мышцы отходят многочисленные фиброзные перегородки, которые следуют между ее мышечными пучками, и достигают среднего листка ягодичной фасции, который покрывает глубокую поверхность этой мышцы (рис. 9). В толще среднего листка на глубокой поверхности большой ягодичной мышцы проходят поверхностные ветви верхней ягодичной артерии и нижний ягодичный сосудисто-нервный пучок.

На уровне нижнемедиального края большой ягодичной мышцы средний листок ягодичной фасции образует заднюю стенку седалищно-анальной ямки. У

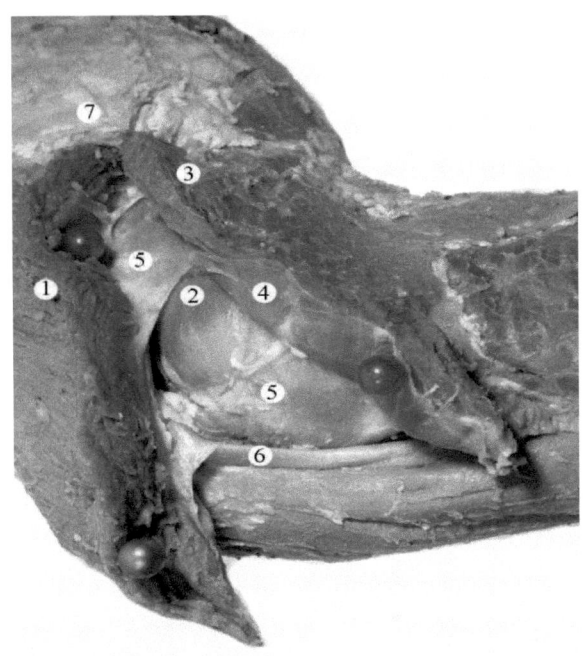

Рис. 8. Правая ягодичная область плода 290,0 мм ТКД (заднелатеральная сторона). Макропрепарат. Ув. 2,3ˣ:

1 – большая ягодичная мышца; 2 – средняя ягодичная мышца; 3 – поверхностный листок ягодичной фасции; 4 – средний листок ягодичной фасции; 5 – глубокий листок ягодичной фасции; 6 – седалищный нерв; 7 – подкожная жировая клетчатка.

плодов человека 8 месяцев жировые дольки, которые заполняют седалищно-анальную ямку, имеют несколько большие размеры, чем жировые дольки подкожной жировой клетчатки. Незначительный слой жировой клетчатки седалищно-анальной ямки проникает в ягодичную область через малое седалищное отверстие.

На горизонтальных срезах ягодичной области у 9-месячных плодов жировая ткань имеет треугольную форму, жировые дольки располагаются плотно, образуя слои, которые разграничены фиброзными пластинками. Следует

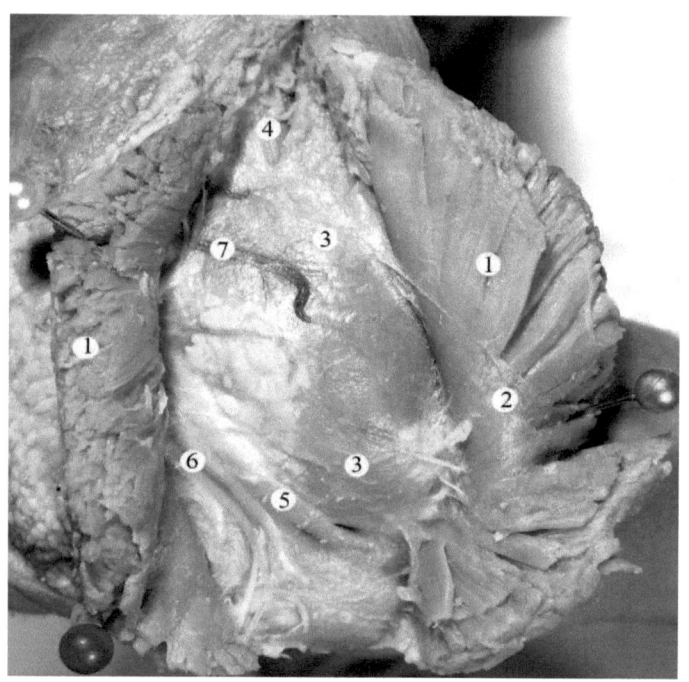

Рис. 9. Правая ягодичная область плода 370,0 мм ТКД (вид сзади). Макропрепарат. Ув. 2,5^x:

1 – большая ягодичная мышца; 2 – средний листок ягодичной фасции; 3 – глубокий листок ягодичной фасции; 4 – средняя ягодичная мышца; 5 – седалищный нерв; 6 – нижний ягодичный сосудисто-нервный пучок; 7 – верхняя ягодичная вена.

отметить, что толщина фиброзных пластинок разная, а именно: более поверхностно расположены пластинки несколько толще тех, что залегают глубже. У входа в седалищно-анальную ямку жировая ткань без четких границ переходит в подкожную жировую ткань.

В конце плодного периода развития все морфометрические показатели седалищно-анальной ямки несколько увеличиваются, при этом ее переднезадний размер достигает 3,8±0,4 см, поперечный – 1,5±0,6 см и вертикальный составляет 1,0±0,3 см. Фасция, которая покрывает внутреннюю запирательную мышцу, достаточно плотная, в месте перехода ее на мышцу, поднимающую задний проход, она несколько истончается и в области наружного сфинктера заднего прохода представлена тонкой пластинкой. Необходимо почеркнуть, что формировнаие седалищно-анальной ямки происходит в коррелятивной связи с развитием жировой ткани ягодичной области.

Ягодичная фасция снизу и сбоку переходит в широкую фасцию бедра. Напрягатель широкой фасции имеет удлиненную лентовидную форму, расположен в ягодичной области и на латеральной поверхности бедра, между поверхностной и глубокой пластинками широкой фасции бедра. Для выяснения отношения глубокого клетчаточного пространства ягодичной области к подапоневротическому пространству задней поверхности бедра, широкую фасцию целесообразно рассекать в дистальном направлении ниже ягодичной складки и вводить под нее в краниальном направлении тонкий катетер. Оттягивая вверх обнаженный нижний край большой ягодичной мышцы, выясняли, что катетер проходит под глубокий листок ягодичной фасции. В толще глубокого листка ягодичной фасции, в месте его прикрепления к наружной поверхности крыла подвздошной кости, проходят глубокие ветви верхней ягодичной артерии.

Ягодичную фасцию передневерхней области рассекали в каудальном направлении от наивысшей точки подвздошного гребня, которая расположена на расстоянии 2,4±0,18 см кзади от верхней передней подвздошной ости, до края большой ягодичной мышцы. Оттянув края разреза, проникали под ягодичную фасцию катетером и видели место прикрепления ее сверху к подвздошному гребню. Таким образом, ягодичная фасция образует для средней ягодичной мышцы костно-фиброзное ложе, которое замкнуто сверху, однако оно сообщается спереди с подфасциальным пространством передней поверхности бедра, а сзади – с надгрушевидным отверстием. Средняя ягодичная мышца у плодов преимущественно треугольной формы. Следует отметить, что толщина и плотность ягодичной фасции с 8-го по 10-ый месяц плодного периода онтогенеза увеличивается.

Большая ягодичная мышца формирует рельеф ягодичной области. После снятия ягодичной фасции с большой ягодичной мышцы становятся заметными ее мышечные пучки, которые следуют параллельно сверху вниз и латерально. Количество и размеры мышечных пучков большой ягодичной мышцы вариабельно и зависит от размеров и формы самой мышцы. Например, при визуальном подсчете количество мышечных пучков в правой большой ягодичной мышце у плода 295,0 мм ТКД составляет 26, а в левой большой ягодичной мышце – 21. Направление мышечных пучков обуславливает форму большой ягодичной фасции. Последняя, как правило, имеет вид широкой четырехугольной пластинки (рис. 10), реже наблюдается ромбовидная уплощенная (рис. 11), овальная (рис. 12) и сглаженная пирамидная формы.

Также нами обнаружена асимметрия, как формы, так и размеров правой и левой больших ягодичных мышц. В конце плодного периода мышечные пучки большой ягодичной мышцы направляются более косо к месту прикрепления – ягодичной бугристости бедренной кости. Часть мышечных пучков проходит над большим вертелом бедренной кости и вплетается в подвздошно-большеберцовый тракт широкой фасции (Мессиа фасция, Мессиатов тракт).

Большую ягодичную мышцу пересекали через всю ее толщу от верхнего до нижнего края, несколько латеральнее середины мышцы. После раздвигания краев разреза обнаруживали глубокий листок ягодичной фасции, через который просвечивалась жировая клетчатка. На уровне вертельной ямки от глубокого листка ягодичной фасции вглубь квадратной мышцы бедра, внутренней запирательной мышцы, верхней и нижней близнецовых мышц, отходят фиброзные перегородки.

Мышечные пучки квадратной мышцы бедра расположены горизонтально и обуславливают форму мышцы в виде узкой четырехугольной пластинки. Глубокий листок ягодичной фасции также пересекали. Вследствие этого латеральный и медиальный мышечные лоскуты отделяли от подлежащего жирового слоя вместе с глубокой фасцией. Под латеральным лоскутом, между сухожилием большой ягодичной мышцы и большим вертелом бедренной кости,

24

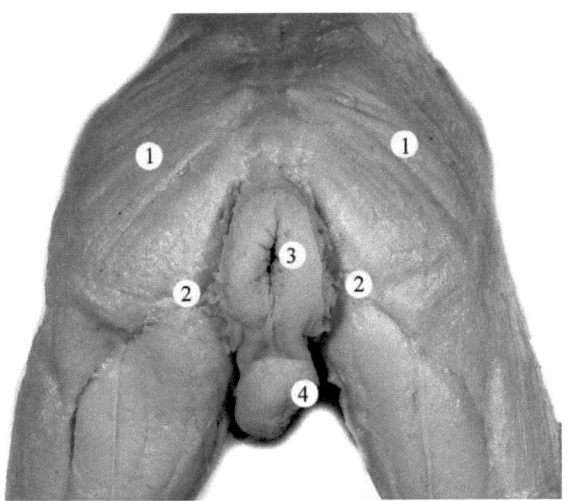

Рис. 10. Ягодичные области плода 255,0 мм ТКД (вид сзади). Макропрепарат. Ув. 1,8ˣ:

1 – большая ягодичная мышца; 2 – седалищно-анальная ямка; 3 – анальное отверстие; 4 – мошонка.

обнаруживали вертельную сумку большой ягодичной мышцы.

После отведения лоскутов большой ягодичной мышцы, между ней и средним слоем мышц ягодичной области, а именно: средней ягодичной, грушевидной, внутренней запирательной, близнецовыми мышцами и квадратной мышцей бедра находится глубокое клетчаточное пространство. Незначительный слой рыхлой жировой клетчатки покрывает эти мышцы. Можно предположить, что гнойно-воспалительные процессы с этого клетчаточного пространства могут распространиться в подфасциальное пространство задней поверхности бедра и несколько кпереди под напрягательширокой фасции. После этого осторожно удаляли соединительнотканный жировой слой с сохранением сосудов и нервов, что направляются к большой ягодичной мышце. После удаления клетчатки через остатки тонкой соединительной ткани просвечиваются мышцы среднего слоя, сосуды и нервы. Средний слой включает выше упомянутую группу мышц, которые радиально направляются к области большого вертела бедренной кости. Вследствие

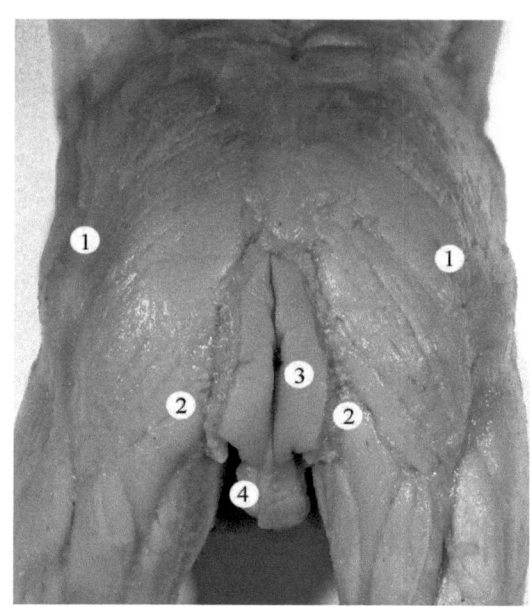

Рис. 11. Ягодичные области плода 235,0 мм ТКД (вид сзади). Макропрепарат. Ув. 2,0^x:

1 – большая ягодичная мышца; 2 – седалищно-анальная ямка; 3 – анальное отверстие; 4 – мошонка.

плотного прилегания мышц среднего слоя одна к одной, границы между ними не четкие. Следует отметить, что у плодов человека наименее развит фасциальный футляр малой ягодичной мышцы, которая имеет треугольную форму, расположена спереди от средней ягодичной мышцы между грушевидной мышцей (сзади) и напрягателем широкой фасции (спереди). Между средней и малой ягодичными мышцами обнаруживается незначительный слой рыхлой клетчатки.

Полученные результаты показывают, что у плодов человека при становлении эмбриотопографии пластинок ягодичной фасции имеют определенное значение синтопические корреляции наружной группы мышц таза. Поверхностный и средний листки ягодичной фасции образуют для большой ягодичной мышцы фасциальный футляр. Глубокий листок ягодичной фасции

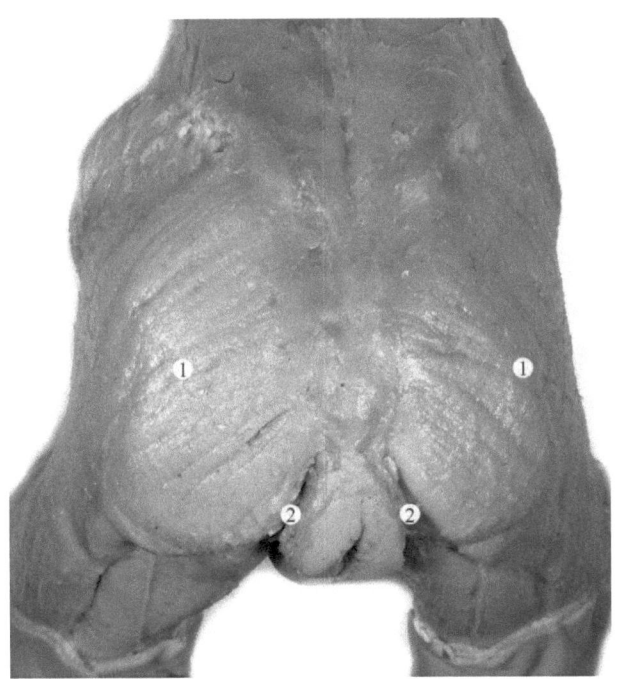

Рис. 12. Ягодичные области плода 240,0 мм ТКД (вид сзади). Макропрепарат. Ув. 1,8ˣ:

1 – большая ягодичная мышца, покрытая поверхностным листком ягодичной фасции; 2 – седалищно-анальная ямка.

отделяет большую ягодичную мышцу от средней ягодичной мышцы и напрягателя широкой фасции. В толще среднего и глубокого листков ягодичной фасции проходят составляющие верхнего и нижнего ягодичных сосудисто-нервных пучков. Средний листок ягодичной фасции принимает участие в образовании задней стенки седалищно-анальной ямки.

Перспективы дальнейших разработок заключаются в комплексном изучении топографоанатомических особенностей ягодичной фасции у новорожденных человека, что будет иметь значение для разработки рациональных методов дренирования гнойно-воспалительных процессов малого таза и ягодичной области.

Эмбриотопография париетальной фасции таза
у плодов человека

Прикладное значение фасций обусловлено тем, что они являются гибким продолжением костного скелета и опорой для мышц и органов [5]. С анатомией фасций связаны закономерности распространения гнойно-воспалительных процессов. В одних случаях фасции изолируют очаг воспаления, предотвращая его распространение на соседние группы мышц, а в других случаях, наоборот, межфасциальные пространства – это возможные пути распространения гнойно-воспалительного процесса.

Особенности топографоанатомических взаимоотношений структурных элементов мягкого скелета, в частности фасций и клетчаточных пространств отдельных областей человека до настоящего времени остаются недостаточно изученными в литературе, фрагментарными и противоречивыми [18, 19]. Вместе с тем разработка рациональных доступов и способов оперативных вмешательств к стенкам, мышцам и сосудисто-нервным образованиям таза предполагает уточнение данных о топографии париетальной пластинки тазовой фасции в течение онтогенеза человека [6, 7, 12].

Целью данного исследования было изучение особенностей становления топографии париетальной фасции таза у плодов человека 6-10 месяцев.

Исследование проведено на 18 плодах человека 186,0-375,0 мм ТКД. Материал фиксировали в 7% растворе формалина в течение двух недель, после чего методом тонкого препарирования под контролем бинокулярной лупы изучали топографоанатомические особенности мышц, фасциально-клетчаточных пространств, сосудов и нервов таза у плодов 6-10 месяцев.

В результате проведенного исследования установлено, что Париетальная фасция таза (внутритазовая фасция) выстилает стенки таза и рыхло сращена с надкостницей ветвей лобковой кости и тазовой поверхностью крестцовой кости, за исключением выступающих структур тазовой кости, где париетальная фасция соединена с ними более плотно. По пограничной линии от верхнего края лобкового симфиза до места расположения запирательного канала париетальная фасция таза непосредственно прилегает к надкостнице лобковой и подвздошной костей. Книзу от пограничной линии и приближаясь к внутренней запирательной мышце, париетальная фасция таза расщепляется на листки, которые покрывают внутреннюю запирательную мышцу, а дальше в месте начала мышцы, поднимающей задний проход, они срастаются и покрывают одним листком внутреннюю поверхность этой мышцы. С тазовой поверхности крестцовой кости париетальная фасция переходит на грушевидную мышцу, покрывает его часть, которая начинается от крестцовой кости, и продолжается вдоль грушевидной мышцы через большое седалищное отверстие к месту прикрепления в области большого вертела бедренной кости. Париетальная фасция за пределами полости таза рыхло соединена с фасциальными образованиями, которые являются производными собственной фасции промежности. Париетальная фасция более плотная над внутренней запирательной мышцей (запирательная фасция) и истончена над грушевидной мышцей (фасция грушевидной мышцы) и мышцей, поднимающей задний проход. Фасции внутренней запирательной мышцы и грушевидной мышцы сращены между собой вдоль заднего края внутренней запирательной мышцы. В последней и мышце, поднимающей задний проход, прослеживаются группы мышечных пучков, разграниченных фасциальными перегородками, что являются производными собственных фасций мышц. В ягодичной области запирательная фасция и фасция грушевидной мышцы достаточно тонкие и рыхлые.

Париетальная фасция таза в месте прикрепления к крестцовой кости (вентрально от передних крестцовых отверстий), ограничивает большое и малое седалищные отверстия. Проходя через большое седалищное отверстие, грушевидная мышца разделяет его на две части: верхнюю – надгрушевидное отверстие и нижнюю – подгрушевидное отверстие. Надгрушевидное отверстие представляет собой костно-фасциальную щель, которая образована костным краем большой седалищной вырезки и фасцией грушевидной мышцы. Надгрушевидное отверстие прикрыто листком ягодичной фасции и париетальной фасцией таза. Фасциальная пластинка надгрушевидного отверстия сращена с фасциальным влагалищем верхнего ягодичного сосудисто-нервного пучка, в частности с влагалищем верхней ягодичной артерии. Подгрушевидное отверстие ограничено париетальной фасцией таза, фасцией грушевидной мышцы, апоневрозом тазовой части внутренней запирательной мышцы и ягодичной фасцией. Париетальная фасция и фасция грушевидной мышцы образуют фасциальное влагалище для ветвей крестцового сплетения, в частности седалищного нерва. В расщеплении париетальной фасции таза через подгрушевидное отверстие проходит нижний сосудисто-нервный пучок: нижние ягодичные артерия, вена и нерв, а также половой сосудисто-нервный пучок: половой нерв, внутренние половые артерия и вена, задний кожный нерв бедра и седалищный нерв. Последний на уровне нижнего края большой ягодичной мышцы расположен поверхностно. После выхода с подгрушевидного отверстия половой сосудисто-нервный пучок ложится на крестцово-остистую связку и седалищную ость, которые образуют верхний край малого седалищного отверстия. Далее половой сосудисто-нервный пучок проходит через малое седалищное отверстие под крестцово-бугорной связкой на внутреннюю поверхность седалищного бугра. При этом половой нерв располагается снизу и медиальнее сосудов.

Верхняя и нижняя близнецовые мышцы в местах прилегания к верхнему и нижнему краям сухожилия внутренней запирательной мышцы, и квадратная мышца бедра имеют достаточно тонкие, рыхлые и прозрачные фасции, отграниченные от мышц незначительным слоем рыхлой клетчатки. В толще фасции, которая отделяет внутреннюю запирательную мышцу от надкостницы седалищной кости, расположена синовиальная сумка. Задние пластинки фасциальных футляров этих мышц принимают участие в образовании фасциального влагалища седалищного нерва. Клетчатка фасциального футляра квадратной мышцы бедра имеет сообщение с глубоким межфасциальным пространством ягодичной области. Копчиковая мышца начинается от пятого крестцового и копчикового позвонков, направляется краниокаудально к седалищной ости. Следует отметить, что копчиковая мышца плотно сращена с крестцово-остистой связкой. Мышца, поднимающая задний проход куполообразной формы и ближе к месту своего прикрепления расширяется, при этом ее ширина преобладает над длиной. Мышца, поднимающая задний проход в отдельных местах пронизана тоненькими соединительнотканными перегородками, которые разграничивают ее на лобковую, подвздошную и седалищную части. Между копчиковой мышцей и мышцей, поднимающей задний проход находится межфасциальное клетчаточное пространство, которое можно считать слабым местом тазовой диафрагмы (рис. 13). Копчиковая мышца и мышца, поднимающая задний проход с их фасциальными футлярами ограничивают снизу позадипрямокишечное клетчаточное пространство (рис. 14).

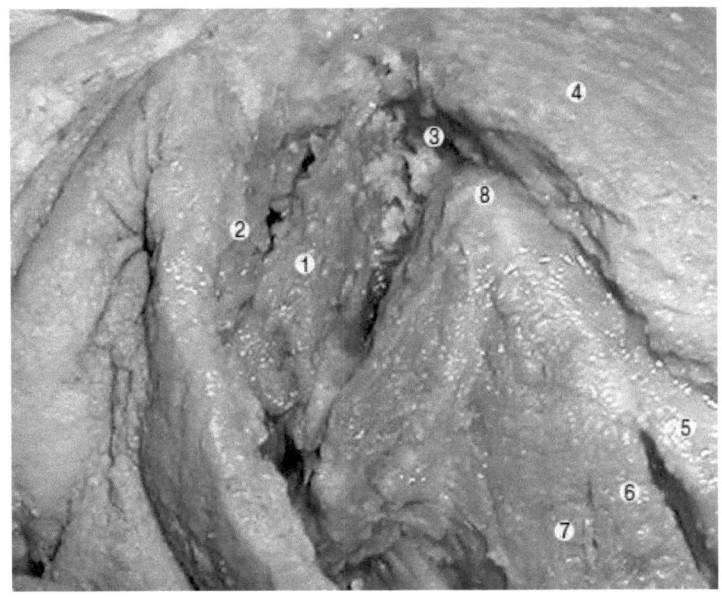

Рис. 13. Область промежности плода 270,0 мм ТКД. Макропрепарат. Ув. 1,5^x:

1 – мышца, поднимающая задний проход; 2 – наружный сфинктер заднего прохода; 3 – седалищно-анальная ямка; 4 – большая ягодичная мышца; 5 – длинная головка двуглавой мышцы бедра; 6 – полусухожильная мышца; 7 – полуперепончатая мышца; 8 – седалищный бугор.

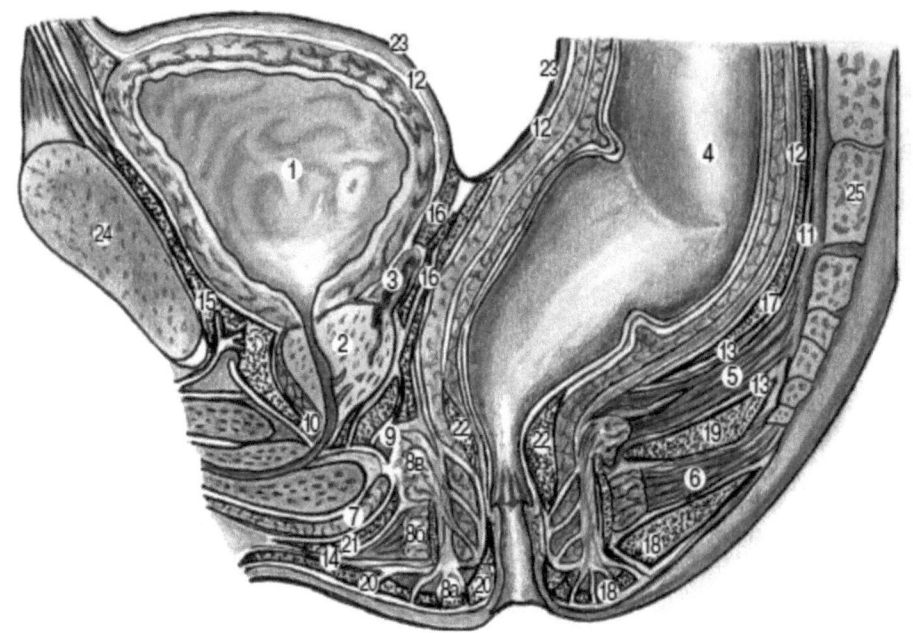

Рис. 14. Схема мышц, фасций и клетчаточных пространств таза у плода 8 месяцев (сагиттальный срез):

1 – мочевой пузырь; 2 – предстательная железа; 3 – семенной пузырек; 4 – прямая кишка; 5 – мышца, поднимающая задний проход; 6 – анально-копчиковая связка; 7 – луковично-губчатая мышца; 8 – наружный сфинктер заднего прохода: а) подкожная часть; б) поверхностная часть; в) глубокая часть; 9 – глубокая поперечная мышца промежности; 10 – наружный сфинктер мочеиспускательного канала; 11 – париетальная фасция таза; 12 – висцеральная фасция таза; 13 – верхняя и нижняя фасции диафрагмы таза; 14 – поверхностная выстилающая фасция промежности; 15 – позадилобковое пространство; 16 – позадипузырное пространство; 17 – позадипрямокишечное пространство; 18 – поверхностное позадианальное пространство; 19 – глубокое позадианальное отверстие; 20 – пространство промежности; 21 – поверхностное пространство промежности; 22 – подслизистое пространство; 23 – брюшина; 24 – лобковая кость; 25 – крестцовая кость.

У плода 250,0 мм ТКД предстательная железа отграничена от боковых стенок малого таза углублениями брюшины, которые расположены спереди и с боков от органа. Левое углубление размером 9,0 мм, а размеры правого углубления – 6,0 мм. Кроме этого, выявлено углубление позади прямой кишки, глубиной 7,0 мм (рис. 15). К боковой поверхности предстательной железы тесно прилегает правая запирательная артерия, в то время как левая запирательная артерия проходит на расстоянии 1,3 мм от боковой поверхности органа.

Брюшина с предстательной железы переходит на боковые поверхности прямой кишки. Предстательная железа имеет фасциальную капсулу. Такой же

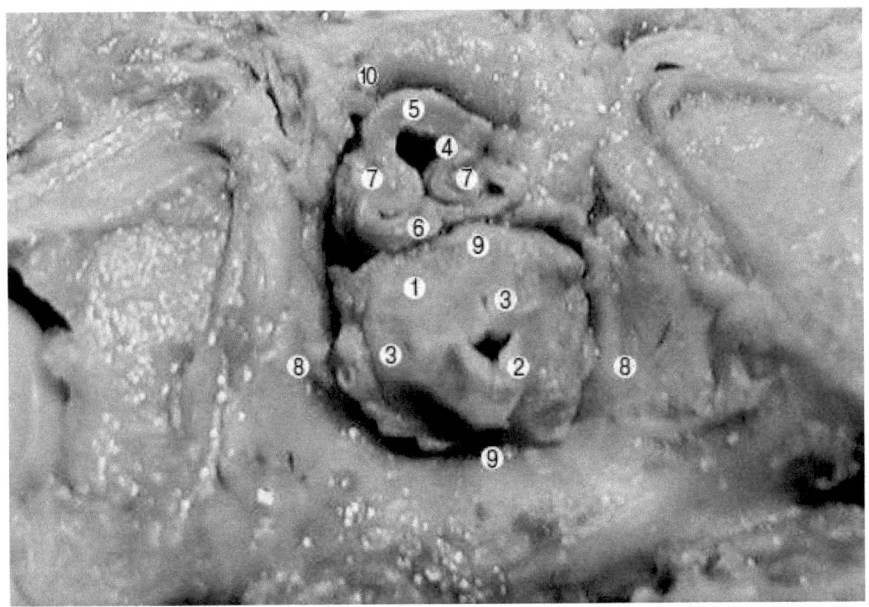

Рис. 15. Горизонтальный срез малого таза плода 250,0 мм ТКД. Макропрепарат. Ув. 1,3^{x}:

1 – предстательная железа; 2 – мочеиспускательный канал; 3 – устья семявыбрасывающих протоков; 4 – прямая кишка; 5 – задняя стенка прямой кишки; 6 – передняя стенка прямой кишки; 7 – боковые складки прямой кишки; 8 – боковые углубления предстательной железы; 9 – переднее и заднее углубление предстательной железы; 10 – позадипрямокишечное углубление.

фасциальный покров определяется и на уровне тазовой части прямой кишки. Нижние отделы предстательной железы и дистальный отдел тазовой части прямой кишки имеют общий фасциальный покров. Между передней поверхностью нижней части предстательной железы и задней поверхностью нижней части лобкового симфиза обнаружено три складки брюшины. Между задней поверхностью предстательной железы и передней поверхностью прямой кишки обнаружена тонкая соединительнотканная перегородка, которая рыхло соединена с фасциальным покровом прямой кишки и фасциальной капсулой предстательной железы. Между общим фасциальным покровом предстательной железы и прямой кишкой и их собственными фасциальными капсулами обнаружен незначительный слой рыхлой фиброзной соединительной ткани. Фасциальная капсула предстательной железы в боковых отделах укреплена лобково-предстательными связками, которые позади от органа переходили в пузырно-крестцовые связки.

Боковое клетчаточное пространство отграничено от позадипрямокишечного пространства местом фиксации крестцово-прямокишечных связок к париетальной фасции таза вдоль внутренних подвздошных сосудов. На условной линии, которая соединяет нижний край лобкового симфиза, латеральнее межлобкового хряща, и седалищную ость у плодов определяется утолщение париетальной фасции таза – латеральная сухожильная дуга, от которой начинается подвздошно-копчиковая мышца (часть мышцы, поднимающей задний проход). На уровне латеральной сухожильной дуги происходит расщепление париетальной фасции на листки, которые образуют фасциальное покрытие мышцы, поднимающей задний проход. Листок париетальной фасции таза, который покрывает сверху мышцу, поднимающую задний проход, образует верхнюю фасцию тазовой диафрагмы, а снизу соответственно нижнюю фасцию тазовой диафрагмы. В месте перехода фасциальных листков в висцеральную тазовую фасцию наблюдается незначительное утолщение фасций. В конце плодного периода запирательная фасция хорошо развита, однако сухожильная дуга как ее образование в виде соединительнотканного тяжа еще недостаточно сформирована. Кроме этого у двух плодов мужского пола обнаружено срединный сухожильный тяж, который у плода 350,0 мм ТКД направлялся от мышцы, поднимающей задний проход к прямой кишке, а у плода 310,0 мм ТКД располагался в месте соединения мышцы, поднимающей задний проход с предстательной железой. У плодов женского пола к латеральной сухожильной дуге прикрепляются кардинальные связки матки. Последние проходят в основании широкой связки матки от шейки матки к боковым стенкам малого таза. Между основанием широкой связки матки и фасцией грушевидной мышцы находится межфасциальное клетчаточное пространство. В области сухожильной дуги париетальной фасции латерально, сзади – на уровне передних крестцовых отверстий, спереди – латеральнее межлобкового фиброзного хряща определяется переход париетальной фасции на органы малого таза.

Таким образом, установлено, что развитие и становление топографии париетальной фасции таза находится в коррелятивной связи с морфогенезом мышц и органов таза. Париетальная фасция таза наиболее выражена в местах расположения запирательной и грушевидной мышц, а меньше развита в области копчиковой мышцы. Париетальная фасция таза разграничивает крупные нервы и сосуды полости таза, в частности ветви крестцового и копчикового сплетений расположены преимущественно между костно-мышечной стенкой таза и фасцией. Сосудисто-нервные пучки, которые выходят с полости таза через над- и подгрушевидные отверстия, пронизывают париетальную фасцию таза.

Перспективы дальнейших научных исследований заключаются в комплексном изучении топографоанатомических особенностей париетальной фасции и боковых клетчаточных пространств таза у новорожденных человека, что будет иметь значение для разработки рациональных методов дренирования гнойно-воспалительных процессов малого таза и ягодичной области.

Особенности топографии коротких ветвей крестцового сплетения у плодов человека

В современной жизни мы наблюдаем активное внедрение эстетических операций (подтяжка мягких тканей области ягодиц и бедер, дерматолипэктомия ягодиц, эндопротезирование ягодиц с липофилингом, липосакция, избавление от растяжек и другие контурные пластики), реконструктивно-восстановительных пластик дефектов промежности, крестцово-копчиковой области. Все они требуют от пластических хирургов углубленных знаний о типичной и вариантной анатомии мышц, сосудов и нервов ягодичной области [10, 14, 15]. В научной литературе встречаются сообщения, посвященные компрессии нервов крестцового сплетения области таза или выше ягодичной складки в разные возрастные периоды жизни человека [12, 22, 24, 25, 28]. Характер роста опухолей мышц, нервных стволов в большинстве случаев предсказуем. Они растут по ходу пораженного органа. Удаление их не представляет больших трудностей в области, например, нижних конечностей, тем более, когда опухоль доброкачественная. Однако операция в области сложного анатомического образования, каким является таз, представляет большие трудности, особенно в тех случаях, когда анатомическое образование и его опухоль имеют интра-экстратазовое расположение [2].

В настоящее время известно достаточное количество научных исследований, посвященных синдрому грушевидной мышцы, синдрому сдавливания верхнего и нижнего ягодичных и седалищного нервов в постнатальном периоде онтогенеза человека. Однако, следует отметить, что особенностям иннервации задней группы мышц пояса нижних конечностей в плодном периоде человека не уделено должного внимания, что требует дальнейшего научного поиска.

Целью исследования было изучение эмбриотопографических особенностей верхнего и нижнего ягодичных нервов, полового нерва, мышечных ветвей крестцового сплетения у плодов 6-9 месяцев для получения стандартных результатов пригодных для сопоставления в возрастном аспекте.

Исследование топографоанатомических особенностей коротких ветвей крестцового сплетения проведено на 65 препаратах плодов человека 190,0-345,0 мм ТКД, которые получены вследствие искусственных абортов и преждевременных родов от практически здоровых женщин. Изучали только те случаи, когда причина смерти не была связана с патологией органов полости таза, мышц пояса нижней конечности и сосудисто-нервных образований ягодичной области. Исследование препаратов плодов массой 500,0 г и более проведено в Черновицком областном коммунальном медицинском учреждении "Патологоанатомическое бюро" согласно договора о сотрудничестве. Также для исследования типичной и вариантной анатомии верхнего и нижнего ягодичных нервов, полового нерва использованы препараты плодов человека с коллекции музея кафедры анатомии человека имени Н.Г. Туркевича Буковинского государственного медицинского университета. Использовали методы препарирования, макромикроскопии, морфометрии и графической зарисовки вариантной анатомии коротких ветвей крестцового сплетения. Последовательность препарирования мышц, фасциально-клетчаточных пространств и сосудисто-нервных образований ягодичной области у плодов человека осуществляли по предложенной нами методике [20].

У исследованных плодов человека средняя и малая ягодичные мышцы преимущественно треугольной формы. В промежутке между средней и малой ягодичными мышцами определяются ветви верхнего ягодичного нерва, которые их иннервируют. Верхний ягодичный нерв выходит из таза через надгрушевидное отверстие вместе с одноименной артерией. Ветви верхнего ягодичного нерва подходят к заднему краю внутренней поверхности средней ягодичной мышцы. Большинство разветвлений данного нерва вступает в толщу средней ягодичной мышцы по дугообразной линии, параллельно ее верхнему краю, на расстоянии 8,5-10,0 мм от него. Нервы разветвляются в толще средней ягодичной мышцы более или менее равномерно, располагаясь в различных слоях мышцы. Однако, следует отметить, что разветвления верхнего ягодичного нерва не достигают верхнего, переднего и заднего краев средней ягодичной мышцы. В передних и задних отделах средней ягодичной мышцы между внутримышечными нервами обнаруживаются соединительные ветви, количество которых варьирует от 2 до 5. Рассыпной тип ветвления верхнего ягодичного нерва, при котором его ветви (5-7) имеют преимущественно восходящее направление, обнаружен у 25 плодов человека. При магистральном типе (у 31 плода) ветви верхнего ягодичного нерва отходят как в восходящем направлении, так и в сторону плоского сухожилия средней ягодичной мышцы, по своему ходу пересекая мышечные пучки под острым углом. У 9 плодов от крестцового сплетения к средней ягодичной мышце самостоятельно отходил короткий стволик, который чаще всего отдавал ветви по магистральному типу. У 3 плодов (195,0; 240,0 и 305,0 мм ТКД) данный стволик крестцового сплетения дихотомически делился, между отдельными его разветвлениями имеются соединительные ветви.

Верхний ягодичный нерв отдает, как правило, одну ветвь к напрягателю широкой фасции, который представляет собой отщепление средней ягодичной мышцы. Для напрягателя широкой фасции у плодов характерна удлиненная лентовидная форма. Ветвь от верхнего ягодичного нерва подходит к внутренней (задней) поверхности напрягателя широкой фасции, следует книзу по ходу мышечных пучков или в единичных (8) наблюдениях пересекает их под небольшим углом. В толщу напрягателя широкой фасции ветвь вступает преимущественно посередине между ее проксимальным и дистальным концами, в латеральных отделах мышцы. Разветвление нерва в мышце происходит по магистральному типу, причем ветви имеют преимущественно нисходящее направление, иногда – извилистый ход. Большинство разветвлений концентрируется в среднем отделе напрягателя широкой фасции.

В области верхнелатерального квадранта ягодичной области наблюдается связь верхнего ягодичного нерва с подвздошно-подчревным нервом.

Малая ягодичная мышца получает преимущественно одну ветвь от верхнего ягодичного нерва, которая подходит к наружной поверхности мышцы, в области ее задневерхнего угла и в большинстве случаев (53) сразу же делится на верхний и нижний стволики. Верхний стволик обычно следует параллельно верхнему краю мышцы, пересекая мышечные пучки под острым углом, и отдает ветви по магистральному типу. Реже (12 плодов) он разветвляется по рассыпному типу. Ветви верхнего стволика распределяются, главным образом, в верхней трети малой ягодичной мышцы, частью – в средней ее трети. Нижний стволик часто сразу делится на переднюю и заднюю ветви. Однако в картине разветвления нижнего стволика наблюдаются довольно значительные возрастные и индивидуальные различия. Следует отметить, что распределение нервов в правой и левой малых ягодичных мышцах у плодов как различных, так и одной возрастной группы, и даже одного индивидуума неодинаково. Ветви нижнего стволика располагаются преимущественно в задних отделах верхней и средней трети малой ягодичной мышцы и только у одного плода 205,0 мм ТКД вступают в нижнюю ее треть. Следовательно, разветвления верхнего ягодичного нерва распределяются в толще малой ягодичной мышцы неравномерно, концентрируясь в верхней и средней трети мышцы. Между отдельными нервами в пределах средней трети малой ягодичной мышцы имеются единичные соединительные ветви. К внутримышечным артериям подходят тоненькие нервные стволики, которые следуют вдоль ветвей верхней ягодичной артерии.

Нижний ягодичный нерв, выйдя через подгрушевидное отверстие, иннервирует своими ветвями большую ягодичную мышцу (рис. 16).

Нами обнаружена вариабельность и асимметрия формы правой и левой ягодичных мышц, как у плодов различных возрастных групп, так и одного возраста. Большая ягодичная мышца преимущественно имеет вид широкой четырехугольной пластинки, реже наблюдаются ромбовидная уплощенная или сглаженная пирамидная формы. Картина распределения нервов в толще большой ягодичной мышцы отличается значительными индивидуальными различиями. У 18 плодов нижний ягодичный нерв, подходящей к большой ягодичной мышце, делится на два стволика: верхний и нижний (последний –большего диаметра). У 24 плодов нижний ягодичный нерв делится на три стволика: верхний, средний

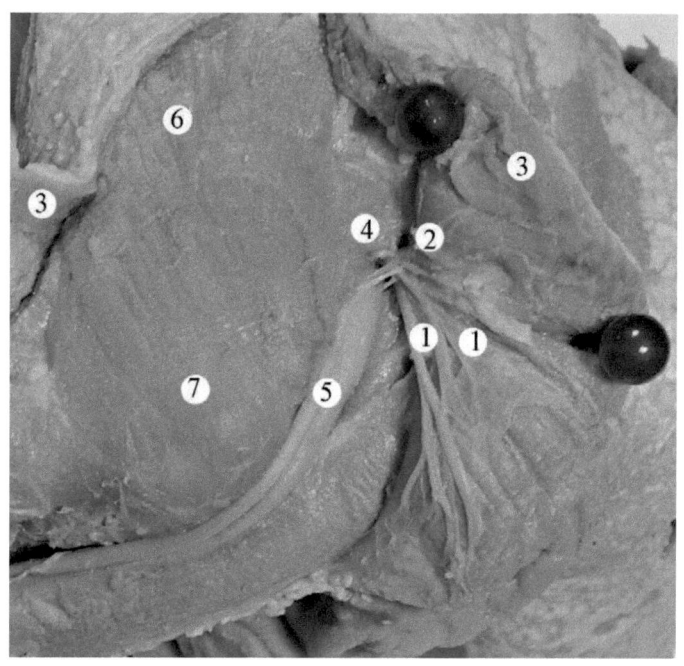

Рис. 16. Иннервация левой большой ягодичной мышцы у плода 340,0 мм ТКД. Макропрепарат. Ув. 1,7^{x}:

1 – ветви нижнего ягодичного нерва; 2 – подгрушевидное отверстие; 3 – большая ягодичная мышца; 4 – грушевидная мышца; 5 – седалищный нерв; 6 – средняя ягодичная мышца; 7 – малая ягодичная мышца.

и нижний, которые, в свою очередь, разветвляются по магистральному (рис. 17) или рассыпному типу. Внедрение большинства ветвей нижнего ягодичного нерва в толщу большой ягодичной мышцы происходит по линии, проведенной между верхним и нижним краями мышцы на границе между медиальной и средней ее третью или в области средней трети мышцы (рис. 18). Разветвления нервов распределяются неравномерно – преимущественно в верхних и нижних отделах мышцы. Отдельные ветви нижнего ягодичного нерва отличаются извилистым ходом (рис. 19). У 23 плодов обнаружен рассыпной тип ветвления нижнего ягодичного нерва, который характеризуется тем, что нерв сразу

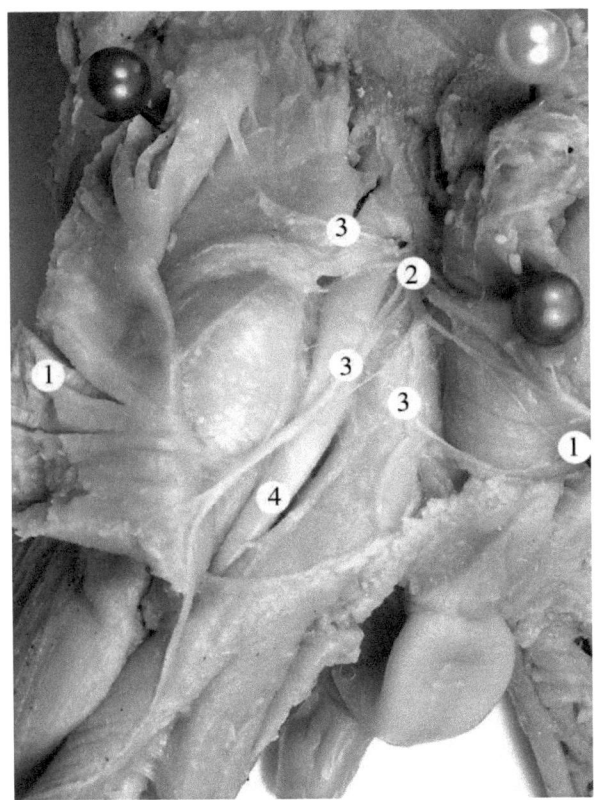

Рис. 17. Иннервация левой большой ягодичной мышцы у плода 195,0 мм
ТКД. Макропрепарат. Ув. 2,6^x:

1 – большая ягодичная мышца; 2 – нижний ягодичный нерв; 3 – верхний,
средний и нижний стволики нижнего ягодичного нерва; 4 – седалищный нерв.

рассыпается на 6-13 ветвей (стволиков),которые следуют в латеральную сторону
(рис. 20). Часть стволиков располагается поверхностно и достигает латерального
края мышцы. Большинство же ветвей залегает глубже и имеет меньшую
протяженность.

Ветви нижнего ягодичного нерва распределяются более или менее
равномерно во всех отделах большой ягодичной мышцы. Большая часть
внутримышечных нервов пересекает мышечные пучки под различными углами.

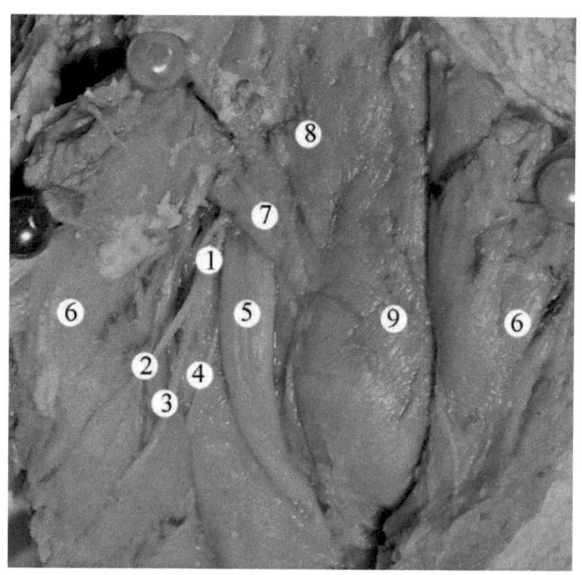

Рис. 18. Иннервация правой большой ягодичной мышцы у плода 245,0 мм ТКД. Макропрепарат. Ув. 2,3ˣ:

1 – нижний ягодичный нерв; 2 – верхний стволик нижнего ягодичного нерва; 3 – средний стволик нижнего ягодичного нерва; 4 – нижний стволик нижнего ягодичного нерва; 5 – седалищный нерв; 6 – большая ягодичная мышца; 7 – грушевидная мышца; 8 – средняя ягодичная мышца; 9 – малая ягодичная мышца.

Между отдельными разветвлениями, главным образом, в медиальных отделах мышцы, имеется большое количество соединительных ветвей, вследствие чего образуется густое мелкопетлистое сплетение. В толще большой ягодичной мышцы имеются тоненькие веточки нервов к внутримышечным артериям нижней ягодичной артерии, которые следуют по ходу последних и теряются в стенке артерий.

Под нижним краем большой ягодичной мышцы лежит пучок параллельных мышечных волокон – квадратная мышца бедра. Волокна мышцы распололожены в поперечном направлении от седалищного бугра до

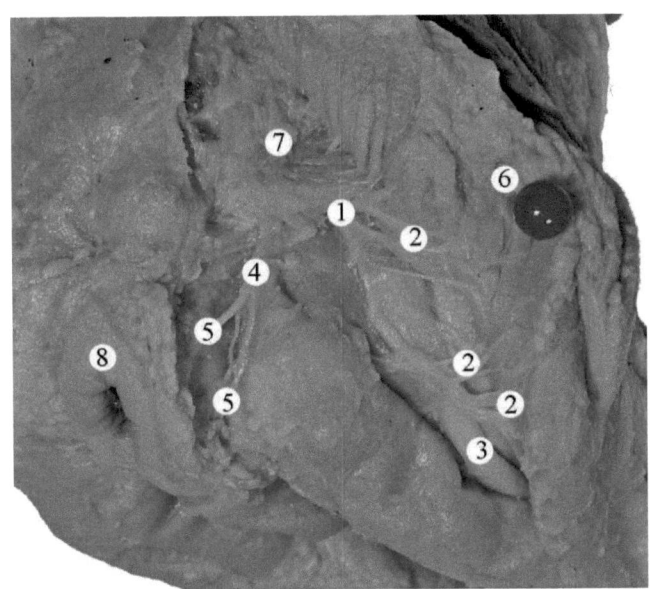

Рис. 19. Правая ягодичная область плода 230,0 мм ТКД. Макропрепарат. Ув. 2,7^x:

1 – нижний ягодичный нерв; 2 – ветви нижнего ягодичного нерва; 3 – седалищный нерв; 4 – половой нерв; 5 – нижние прямокишечные нервы; 6 – большая ягодичная мышца; 7 – грушевидная мышца; 8 – заднепроходное отверстие.

межвертельного гребня бедренной кости. Квадратная мышца бедра у большинства исследованных плодов получает 1-2 нервных стволика от крестцового сплетения, которые подходят к передней поверхности мышцы в области верхнемедиального ее угла и делятся на верхнюю и нижнюю ветви, которые разветвляются по магистральному типу. Нервы вступают в толщу квадратной мышцы бедра, в основном, по линии расположенной на середине между верхним и нижним краями мышцы. Нервы разветвляются в толще квадратной мышцы бедра неравномерно. В латеральном отделе мышцы при макро-микроскопическом исследовании нервов не обнаружено. На наших препаратах мы не встретили соединительных ветвей между внутримышечными нервами.

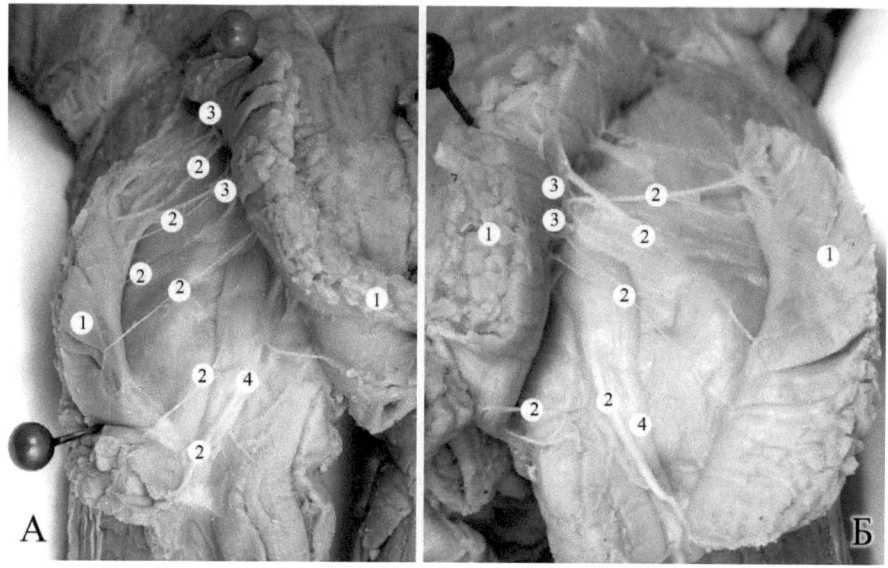

Рис. 20. Иннервация правой (А) и левой (Б) больших ягодичных мышц у плода 260,0 мм ТКД. Макропрепарат. Ув. 2,3ˣ:

1 – большая ягодичная мышцы; 2 – ветви нижнего ягодичного нерва; 3 – соединительные ветви; 4 – седалищный нерв.

На 5 препаратах мы обнаружили нервный стволик от седалищного нерва, который иннервирует квадратную мышцу бедра. В двух наблюдениях (плоды 210,0 и 320,0 мм ТКД) мы встретили нервные стволики, отходящие к квадратной мышце бедра, непосредственно от нижнего ягодичного нерва (рис. 21). У плода 300,0 мм ТКД обнаружен крупный нервный стволик от нижнего ягодичного нерва, который подходит под острым углом к задней поверхности квадратной мышцы бедра в области верхнемедиального ее угла (рис. 22).

У плода 310,0 мм ТКД нижний ягодичный нерв выходит через подгрушевидное отверстие из таза двумя самостоятельными нервными стволиками: верхним и нижним, расположенными параллельно друг к другу. От нижнего стволика нижнего ягодичного нерва к квадратной мышце бедра отходят задняя и передняя ветви. Последняя, в свою очередь, отдает две ветви к передней и задней

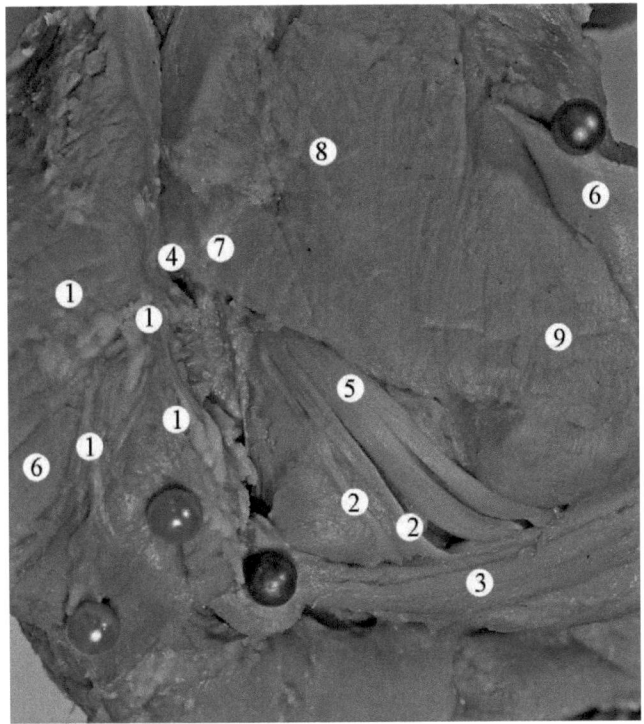

Рис. 21. Правая ягодичная область плода 320,0 мм ТКД. Макропрепарат. Ув. 2,2^x:

1 – ветви нижнего ягодичного нерва; 2 – нервные стволики к квадратной мышце бедра; 3 – квадратная мышца бедра; 4 – подгрушевидное отверстие; 5 – седалищный нерв; 6 – большая ягодичная мышца; 7 – грушевидная мышца; 8 – средняя ягодичная мышца; 9 – малая ягодичная мышца.

поверхностям квадратной мышцы бедра (рис. 23). Следует отметить, что у данного плода к задней поверхности квадратной мышцы бедра подходит ветвь от седалищного нерва.

Половой нерв, выйдя через подгрушевидное отверстие, уходит обратно в таз через малое седалищное отверстие. Далее половой нерв вместе с внутренней половой артерией проходит по боковой стенке седалищно-прямокишечной ямки и в ее пределах отдает нижние прямокишечные нервы, которые иннервируют

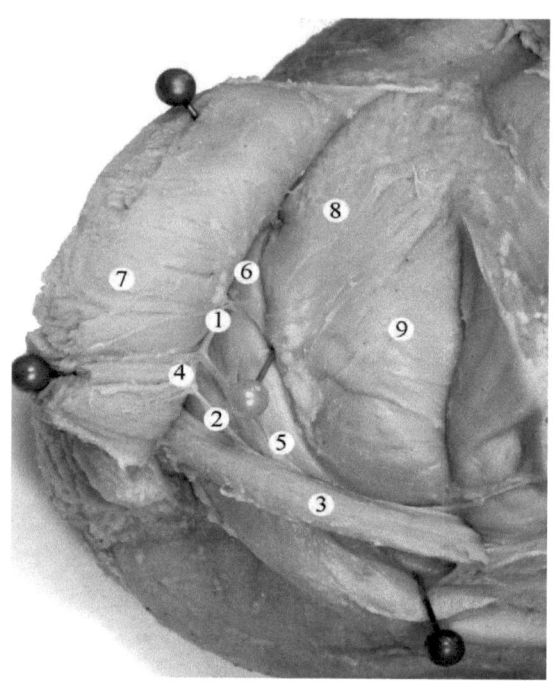

Рис. 22. Правая ягодичная область плода 300,0 мм ТКД. Макропрепарат. Ув. 2,6ˣ:

1 – нижний ягодичный нерв; 2 – нервный стволик к квадратной мышце бедра; 3 – квадратная мышца бедра; 4 – соединительные ветви; 5 – седалищный нерв; 6 – грушевидная мышца; 7 – большая ягодичная мышца; 8 – средняя ягодичная мышца; 9 – малая ягодичная мышца.

наружный сфинктер заднего прохода и кожу данной области. Количество нижних прямокишечных нервов у плодов варьирует от 2 до 7. На уровне седалищного бугра половой нерв делится на задний нерв полового члена (клитора) и промежностные нервы. Последние иннервируют мышцы и кожу промежности. Конечные ветви полового нерва в зависимости от пола индивидуума иннервируют кожу задней стороны мошонки или больших половых губ. Под большой ягодичной мышцей задний кожный нерв бедра образует связи с половым нервом.

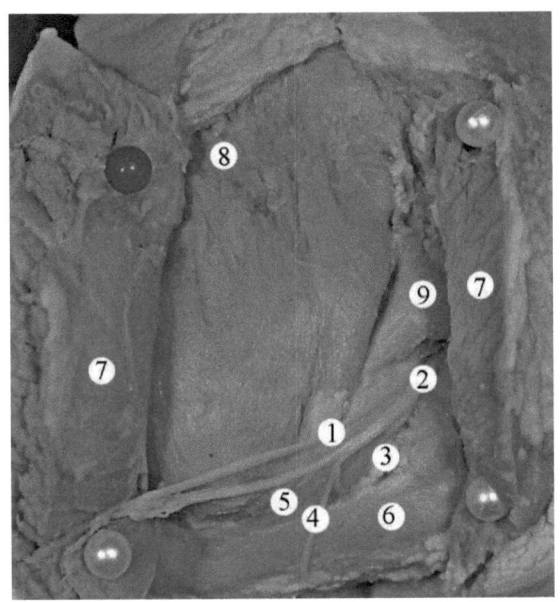

Рис. 23. Левая ягодичная область плода 310,0 мм ТКД. Макропрепарат. Ув. 3,0ˣ:

1 – верхний стволик нижнего ягодичного нерва; 2 – нижний стволик нижнего ягодичного нерва; 3 – задняя ветвь нижнего стволика; 4 – передняя ветвь нижнего стволика; 5 – седалищный нерв; 6 – квадратная мышца бедра; 7 – большая ягодичная мышца; 8 – средняя ягодичная мышца; 9 – грушевидная мышца.

Грушевидная, внутренняя запирательная, верхняя и нижняя близнецовые мышцы преимущественно иннервируются мышечными ветвями крестцового сплетения. У большинства исследованных плодов обнаружена треугольная форма брюшка грушевидной мышцы и центральное его расположение. У двух плодов 235,0 мм и 270,0 мм ТКД наблюдали конусообразную форму мышцы. Грушевидная мышца получает 2-3 нервных стволика, отходящих непосредственно от крестцового сплетения. Верхний стволик (ветвь) следует латерально, располагаясь по ходу мышечных пучков. Средний и нижний стволики идут книзу и латерально, пересекая мышечные пучки под острым

47

углом. Следует отметить, что верхний и нижний стволики практически не отдают ветвей, изредка – отдают единичные ветви. Большинство нервов распределяется в медиальных отделах внутритазовой части грушевидной мышцы. При макро-микроскопическом исследовании мы не обнаружили соединительных ветвей между нервами.

К внутренней запирательной мышце подходит премущественно один нервный ствол, который у передней поверхности мышцы делится на 2-3 ветви, веерообразно расходящихся. Характерным является то, что большая часть нервных разветвлений располагается по ходу мышечных пучков. Распределение нервов происходит, в основном, во внутритазовой части внутренней запирательной мышцы, при этом они не доходят до краев мышцы. Следует почеркнуть, что мы не обнаружили соединительных ветвей между отдельными разветвлениями. В трех плодов (215,0, 250,0 и 275,0 мм ТКД) в иннервации внутренней запирательной мышцы принимали участие ветви от полового нерва, а в двух случаях (плоды 205,0 и 270,0 мм) – ветвь от седалищного нерва.

К задней поверхности наружной запирательной мышцы в области ее верхнемедиального угла подходит ветвь от запирательного нерва. В толще мышцы разветвления распределяются неравномерно, концентрируясь преимущественно в медиальных отделах мышцы. Следует почеркнуть, что только в одном случае (плод 200,0 мм ТКД) обнаружена одна ветвь, которая простирается в латеральный отдел мышцы, достигая ее сухожилия. Внутримышечных соединительных ветвей между нервами мы не обнаружили.

Верхнюю близнецовую мышцу иннервирует, как правило один нервный стволик крестцового сплетения (изредка – два), который подходит к передней поверхности мышцы и вступает в ее толщу на границе медиальной и средней трети, а затем направляется латерально и книзу. Магистральные разветвления стволика распределяются преимущественно в верхних отделах верхней близнецовой мышцы. При исследовании соединительных ветвей между нервами не обнаружено.

От крестцового сплетения к верхнему краю нижней близнецовой мышцы, на границе между ее медиальной и средней третью, подходит нервный стволик. В картине распределения нервов в толще нижней близнецовой мышцы наблюдаются индивидуальные различия: в одних случаях разветвления располагаются в верхних, в других случаях – в нижних отделах мышцы. В двух наблюдениях в толще нижней близнецовой мышцы (в ее верхних отделах) между отдельными разветвлениями обнаружены соединительные ветви.

Таким образом, в толще большой, средней и малой ягодичных мышц ягодичные нервы разветвляются по магистральному или рассыпному типу. Большая и средняя ягодичные мышцы отличаются большим числом разветвлений нижнего и верхнего ягодичных нервов соответственно. Топография ветвей нижнего ягодичного нерва у плодов человека отличается значительными индивидуальными и возрастными различиями. Внутренняя и наружная запирательные мышцы, грушевидная мышца и квадратная мышца бедра имеют сравнительно небольшое количество нервов. Ветви нижнего ягодичного нерва распределены в толще большой ягодичной мышцы равномерно, в то время как разветвления верхнего ягодичного нерва расположены неравномерно, поскольку они не достигают краев средней ягодичной мышцы, а также нижней трети малой ягодичной мышцы. Неравномерное распределение нервов обнаружено нами также и в других мышцах тазового пояса, а именно: преимущественная концентрация нервов в медиальных отделах квадратной мышцы бедра, наружной запирательной мышцы и во внутритазовых частях грушевидной и внутренней запирательной мышц. В толще ягодичных мышц и нижней близнецовой мышцы между отдельными разветвлениями нервов обнаруживаются соединительные ветви, которые обусловливают образование мелкопетлистых сплетений. Картина внутримышечного распределения коротких ветвей крестцового сплетения отличается индивидуальными различиями. У некоторых плодов в иннервации внутренней запирательной мышцы принимают участие ветви полового и седалищного нервов, в иннервации средней ягодичной мышцы – самостоятельный стволик от крестцового сплетения и в иннервации квадратной

49

мышцы бедра – ветви нижнего ягодичного и седалищного нервов.

Перспективы дальнейших разработок заключаются в установлении проекционно-синтопических взаимоотношений сосудисто-нервных пучков ягодичной области в плодном и раннем неонатальном периодах онтогенеза человека.

Изучение проекционно-синтопических взаимоотношений сосудисто-нервных пучков ягодичной области у плодов человека

Целью данного исследования было изучение отношения верхнего и нижнего ягодичных сосудисто-нервных пучков и седалищного нерва к проекционным линиям у 23 плодов человека 6-7 месяцев (186,0-270,0 мм ТКД).

При определении положения сосудов и нервов ягодичной области используют проекционные линии, указания на которые в доступной литературе недостаточно точные. В постнатальном периоде онтогенеза человека при изучении места выхода из таза в ягодичную область сосудов и нервов, как правило, используют три проекционные линии: остисто-бугорную, остисто-вертельную и бугорно-вертельную (рис. 24).

Костными ориентирами для проведения данных проекционных линий являются: верхняя задняя подвздошная ость, седалищный бугор и большой вертел. Следует подчеркнуть, что седалищный бугор тазовой кости и большой вертел бедренной кости расположены не на одном горизонтальном уровне – большой вертел размещен несколько выше. Необходимо отметить, что отношение ягодичных сосудисто-нервных пучков и седалищного нерва к разным линиям таза зависит от того, какие точки седалищного бугра и большого вертела соединяются между собой и с верхней задней подвздошной остью. При этом в источниках литературы нет общего мнения в отношении конкретных точек вышеуказанных костных структур.

Остисто-бугорная линия (linea spinotuberalis) проводится от верхней задней подвздошной ости к латеральному краю основания седалищного бугра. Длина данной линии у плодов 6 месяцев составляет 40,0-44,0 мм, а у 7-месячных плодов – 44,5-50,0 мм.

Остисто-вертельная линия (linea spinotrochanterica) следует от верхней задней подвздошной ости к верхушке или латеральному краю основания большого вертела. Высота большого вертела у исследованных плодов колеблется от 9,0 мм до 14,0 мм. Речь идет о верхушке большого вертела в том

51

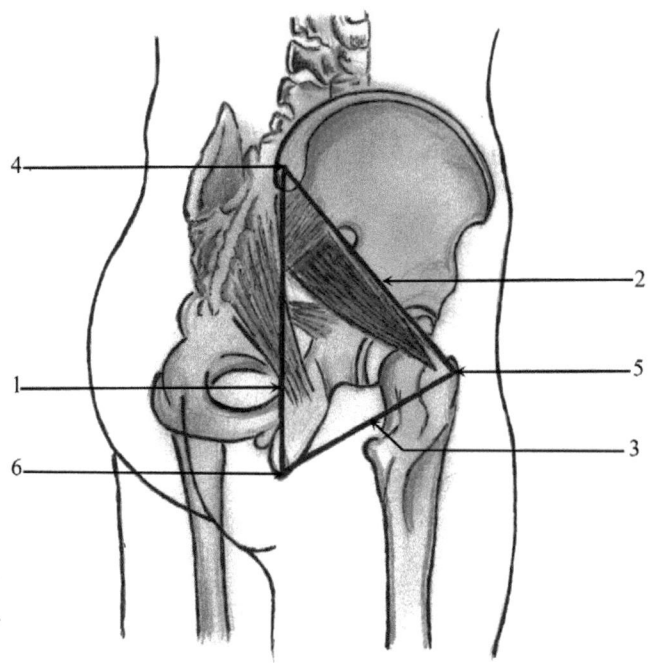

Рис. 24. Схема проекционных линий правой ягодичной области (заднебоковой вид):

1 – остисто-бугорная линия; 2 – остисто-вертельная линия; 3 – бугорно-вертельная линия; 4 – верхняя задняя подвздошная ость; 5 – большой вертел; 6 – седалищный бугор.

случае, если он имеет треугольную или конусовидную форму. В большинстве (16) случаев верхушка большого вертела бедренной кости не заостренная, а уплощена или закруглена и тогда большому вертелу характерна иная форма – овальная, прямоугольная, усеченных конуса или пирамиды. Следует отметить, что у плодов человека в большом вертеле следует выделять такую часть как основание. Длина остисто-вертельной линии у плодов 6 месяцев составляет 32,0-37,0 мм, а у плодов 7 месяцев – 37,5-45,0 мм.

Бугорно-вертельная линия (linea tuberotrochanterica) соединяет нижнемедиальный край седалищного бугра с латеральным краем основания большого вертела. Длина этой линии у плодов 6 месяцев составляет 20,0-23,0 мм, а у 7-месячних плодов – 23,5-26,0 мм.

Место выхода верхнего ягодичного сосудисто-нервного пучка из надгрушевидного отверстия в некоторых (7) случаях прикрыто верхним краем грушевидной мышцы, а в 4 наблюдениях – нижним краем средней ягодичной мышцы или соответствует промежутку между ними. Верхняя ягодичная артерия, как правило, выходит из надгрушевидного отверстия в точке, которая находится на границе между верхней и средней третью остисто-вертельной линии. У 7 исследованных плодов место выхода верхней ягодичной артерии определялось книзу (на 1,5-3,5 мм) и медиально (на 2,0-4,0 мм) от указанной точки, и только в одном случае у плода 195,0 мм ТКД правая верхняя ягодичная артерия выходила из таза на 5,0 мм латеральнее данной точки. Латерально (на 1,0-3,0 мм) от верхней ягодичной артерии находится верхний ягодичный нерв, ветви которого разветвляются в промежутке между средней и малой ягодичными мышцами. Верхние ягодичные вены при прохождении через щель над грушевидной мышцей образуют вокруг мышцы венозное сплетение.

Нижняя ягодичная артерия выходит из подгрушевидного отверстия в сопровождении одноименных нерва и вены, располагается медиальнее от седалищного нерва на задней поверхности внутренней запирательной, близнецовых мышц и квадратной мышцы бедра, и прикрыта большой ягодичной мышцей. Нижний ягодичный нерв, как правило, располагается на поверхности седалищного нерва. Следует отметить, что только у 4 плодов проекция нижней ягодичной артерии соответствовала середине остисто-бугорной линии. В большинстве случаев нижняя ягодичная артерия выходила из таза несколько медиально (на 2,0-4,0 мм) и книзу (1,5-3,5 мм) от данной точки. В двух наблюдениях (плоды 205,0 и 260,0 мм ТКД) нижняя ягодичная артерия располагалась кнаружи (на 2,5-3,0 мм) от точки, которая находится посередине остисто-бугорной линии. От нижней ягодичной артерии отходит артерия, сопровождающая седалищный нерв в его верхней трети, которая располагается в толще или на поверхности нерва. Нижние ягодичные вены сопровождают одноименную артерию и собирают кровь из большой ягодичной мышцы и некоторых мышц бедра. Медиальнее нижней ягодичной артерии располагается задний кожный нерв бедра.

Место выхода седалищного нерва из таза у большинства исследованных плодов (16) находится медиальнее (на 2,0-5,0 мм) от середины бугорно-вертельной линии, а в 7 наблюдениях проекция седалищного нерва соответствовала середине данной линии. У исследованных плодов 6-7 месяцев седалищный нерв на протяжении от грушевидной мышцы до ягодичной складки проходит параллельно остисто-бугорной линии, несколько кнаружи (на 2,5-6,0 мм) от нее.

Таким образом, в результате проведенного исследования определены места выхода из таза в ягодичную область сосудов и нервов и установлена их проекция на остисто-бугорную, остисто-вертельную и бугорно-вертельную линии у плодов 6-7 месяцев. Отмечено, что отношение проекционных линий к горизонтальной и вертикальной плоскостям зависит от конфигурации таза, седалищного бугра, большого вертела и положения нижней конечности.

Перспективы дальнейших разработок заключаются в установлении проекции сосудов и нервов ягодичной области в течение плодного и раннего неонатального периодов онтогенеза человека.

Список литературы

1. Алексина Л.А. Прогрессивные тенденции эволюции человека на современном этапе / Л.А. Алексина, Л.А. Рудкевич // Матер. IV Междунар. конгресса по интегративной антропологии. – Санкт-Петербург, 2002. – С. 12-13.

2. Бабоша В.А. Удаление опухоли седалищного нерва с интра-экстратазовым расположением / В.А. Бабоша, Г.В. Лобанов, В.А. Шимченко [и др.] // Ортопедия, травматология и протезирование. – 2009. – № 2. – С. 104-105.

3. Васильчишина А.В. Ембріотопографія пристінкової фасції таза у плодів людини / А.В. Васильчишина, Т.В. Хмара, Ф.Д. Марчук // Вісник проблем біології і медицини. – 2013. – Вип. 1, том 1 (98). – С. 181-183.

4. Иваничев Г.А. Клинико-нейрофизиологические аспекты патоморфоза классических неврологических синдромов / Г.А. Иваничев, А.Р. Гайнутдинов, Р.А. Якупов [и др.] // Казанский мед. журнал. – 2005. – Т. 86, № 2. – С. 135-142.

5. Кованов В.В. Хирургическая анатомия фасций и клетчаточных пространств человека / В.В. Кованов, Т.И. Аникина. – Москва: Медицина, 1967. – 428 с.

6. Кокин Г.С. Сравнительная оценка доступов к стволам пояснично-кретцового сплетения / Г.С. Кокин, М.М. Короткевич, А.Ю. Орлов // Матер. 4 съезда нейрохирургов Украины (г. Днепропетровск, 27-30 мая 2008 г. – Днепропетровск, 2008. – С. 45-46.

7. Короткевич М.М. Хирургическое лечение повреждений пояснично-крестцового сплетения в результате переломов костей таза / М.М. Короткевич, В.П. Берснев, Г.С. Кокин [и др.] // Матер. 3-го съезда нейрохирургов Украины (г. Алушта, 23-25 сентября 2003 г.). – Алушта, 2003. – С. 249.

8. Марчук Ю.Ф. Особливості ембріотопографії сіднично-відхідникової ямки у плодів людини / Ю.Ф. Марчук, Т.В. Хмара, Г.М. Халатурник // Матер. III Міжнарод. мед. конф. студ. та молодих учених «Медицина – здоров'я XXI сторіччя». – Дніпропетровськ, 2002. – С. 14-15.

9. Марчук Ю.Ф. Формування сіднично-відхідникової ямки у плодів людини / Ю.Ф. Марчук, Н.Г. Рихальська, В.В. Халатурник [та ін.] // Матер. III Міжнарод.

наук.-практ. конф. студ. та молодих вчених (25-27.04.2005 р., Ужгород). – Ужгород, 2005. – С. 42.

10. Миланов Н.О. Особенности подбора эндопротезов при увеличивающей пластике ягодичной области / Н.О. Миланов, Д.А. Сидоренков, С.И. Чаушева // Анналы пластич., реконструкт. и эстетической хирургии. – 2010. – № 1. – С. 61-67.

11. Нариси перинатальної анатомії / [Ю.Т. Ахтемійчук, О.М. Слободян, Т.В. Хмара та ін.]; за ред. Ю.Т. Ахтемійчука. – Чернівці: БДМУ, 2011. – 300 с.

12. Орлов А.Ю. Оптимальные доступы при удалении опухолей пояснично-крестцового сплетения и его ветвей на разных уровнях / А.Ю. Орлов, Г.С. Кокин, М.М. Короткевич // Нейрохирургия и неврология детского возраста. –2012. – № 1 (31). – С. 49-52.

13. Сапин М.Р. Сегодня и завтра морфологической науки / М.Р. Сапин // Морфология. – 2000. – № 3. – С. 6-8.

14. Сидоренков Д.А. Эстетическая хирургическая контурная пластика тела: автореф. дис. на соиск. уч. ст. д. мед. н.: спец. 14.01.17 "Хирургия" / Д.А. Сидоренков. – М., 2010. – 50 с.

15. Татьянченко В.К. Новые возможности технологи реконструктивно-восстановительной пластики дефектов промежности и крестцово-копчиковой области / В.К. Татьянченко, А.В. Овсянников, В.Л. Богданов [и др.] // Анналы пластич., реконструкт. и эстетической хирургии. – 2010. – № 4. – С. 100-101.

16. Фофанов О.Д.Оцінка факторів ризику розвитку вроджених вад шлунково-кишкового тракту в дітей / О.Д. Фофанов, А.П. Юрцева // Перинатология и педиатрия. – 2012. – № 1 (49). – С. 126-128.

17. Хисаметдинова Г.Р. Современные данные об анатомии и кровоснабжении тазобедренного сустава, клинике и диагностике его воспалительно-некротического поражения / Г.Р. Хисаметдинова // Вестник Российского науч. центра рентгенорадиологии Федерального агентства по высокотехнологической мед. помощи. – 2008. – Т. 1, № 8. – С. 18.

18. Хмара Т.В. Особливості ембріотопографії фасцій таза у передплодів людини / Т.В. Хмара, Б.В. Кіцул, Г.М. Халатурник // Матер. Всеукр. наук.-практ.

конф. студ. та молодих вчених «Акт. пробл. клін., експерим. та профіл. медицини». – Донецьк, 2002. – С. 223.

19. Хмара Т.В. Анатомія фасціально-клітковинних структур малого таза у плодів людини / Т.В. Хмара // Клін. анатомія та оперативна хірургія. – 2003. – Т. 2, № 4. – С. 31-34.

20. Хмара Т.В. Особливості анатомічного препарування м'язів, фасціально-клітковинних просторів і судинно-нервових утворень сідничної ділянки у плодів людини / Т.В. Хмара, А.В. Васильчишина, А.О. Лойтра [та ін.] // Український медичний альманах. – 2013. – Т. 16, № 1. – С. 105-108.

21. Abdi S. A novel technique for pudendal nerve block / S. Abdi, P. Shenouda, N. Patel [et al.] // Pain. Physician. – 2004. – N 7. – P. 319-322.

22. Antolak S.J.J. Anatomical basis of chronic pelvic pain syndrome: the ischial spine and pudendal nerve entrapment / S.J.J. Antolak, D.M. Hough, W. Pawlina [et al.] // Med. Hypotheses. – 2002. – Vol. 59. – P. 349-353.

23. Benson J.T. Pudendal neuralgia, a severe pain syndrome / J.T. Benson, K. Griffis // Am. J. Obstet. Gynecol. – 2005. – Vol. 192. – P. 1663-1668.

24. Beco J. Transperineal pudendal nerve decompression with opening of the fascia linking the sacro-spinal and the sacro-tuberous ligament. Feasibility study and first results [abstract] / J. Beco // Int. Urogynecol. J. Pelvic Floor. Dysfunct. – 2006. – Vol. 17 (suppl. 2). – S.183-184.

25. Robert R. Decompression and transposition of the pudendal nerve in pudendal neuralgia: a randomized controlled trial and longterm evaluation / R. Robert, J.J. Labat, M. Bensignor [et al.] // Eur. Urol. – 2005. – Vol. 47. – P. 403-408.

26. Shafik A. Pudendal canal: surgical anatomy and clinical implications / A. Shafik, S.H. Doss // Amer Surg. – 1999. – Vol. 65. – P. 176-180.

27. Shafik A. Role of sacral ligament clamp in the pudendal neuropathy (pudendal canal syndrome): results of clamp release / A. Shafik, O. El-Sibai, I.A. Shafik [et al.] // Int. Surg. – 2007. – Vol. 92, N 1. – P. 54-59.

28. Shafik A. Role of pudendal canal syndrome in the pathogenesis of interstitial cystitis and its treatment by pudendal canal decompression / A. Shafik, O. El-Sibai, I. Shafik [et al.] // Curr. Urol. – 2008. – N 2. – P. 24-29.

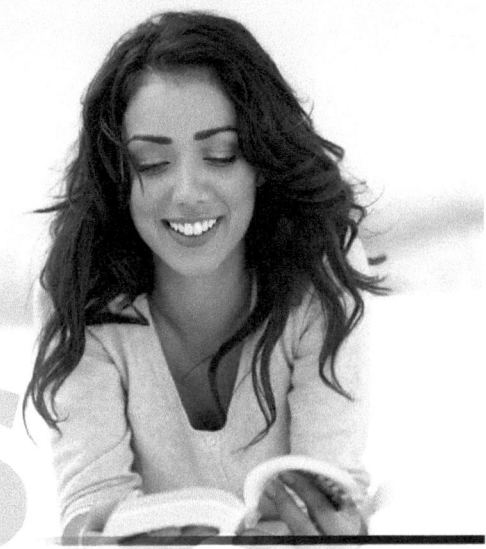
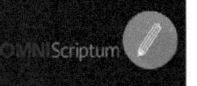

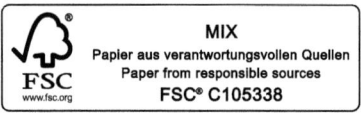
Printed by Books on Demand GmbH, Norderstedt / Germany